EMAGRECIMENTO

UMA ABORDAGEM MULTIDISCIPLINAR

LIVRO INTERATIVO®

Antonio Herbert Lancha Junior
Luciana Oquendo Pereira Lancha

EMAGRECIMENTO

UMA ABORDAGEM MULTIDISCIPLINAR

LIVRO INTERATIVO®

 Contém áudios ao final de cada capítulo com dicas dos autores

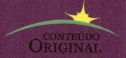

EMAGRECIMENTO – UMA ABORDAGEM MULTIDISCIPLINAR
Editores: Antonio Herbert Lancha Junior, Luciana Oquendo Pereira Lancha

Produção editorial: Rosane Guedes
Diagramação e Projeto gráfico: Rosane Guedes
Capa: Rosane Guedes

© 2020 Editora dos Editores

Todos os direitos reservados. Nenhuma parte deste livro poderá ser reproduzida, sejam quais forem os meios empregados, sem a permissão, por escrito, das editoras. Aos infratores aplicam-se as sanções previstas nos artigos 102, 104, 106 e 107 da Lei nº 9.610, de 19 de fevereiro de 1998.

ISBN: 978-65-86098-21-1

Editora dos Editores
São Paulo: Rua Marquês de Itu, 408 – sala 104 – Centro
(11) 2538-3117
Rio de Janeiro: Rua Visconde de Pirajá, 547 – sala 1121 – Ipanema
www.editoradoseditores.com.br

Impresso no Brasil
Printed in Brazil
1ª impressão – 2021

Este livro foi criteriosamente selecionado e aprovado por um Editor científico da área em que se inclui. A Editora dos Editores assume o compromisso de delegar a decisão da publicação de seus livros a professores e formadores de opinião com notório saber em suas respectivas áreas de atuação profissional e acadêmica, sem a interferência de seus controladores e gestores, cujo objetivo é lhe entregar o melhor conteúdo para sua formação e atualização profissional.
Desejamos-lhe uma boa leitura!

Dados Internacionais de Catalogação na Publicação (CIP)
(Câmara Brasileira do Livro, SP, Brasil)

Emagrecimento : uma abordagem multidisciplinar / [editores] Antonio Herbert Lancha Junior ; Luciana Oquendo Pereira Lancha. -- São Paulo : Editora dos Editores Eireli, 2021.

Vários colaboradores.
ISBN 978-65-86098-21-1

1. Alimentação 2. Emagrecimento - Aspectos psicológicos 3. Emagrecimento - Aspectos da saúde 4. Exercícios físicos 5. Obesidade I. Lancha Junior, Antonio Herbert. II. Lancha, Luciana Oquendo Pereira.

20-48255   CDD-613.7

Índices para catálogo sistemático:
1. Emagrecimento : Promoção da saúde 613.7
Cibele Maria Dias - Bibliotecária - CRB-8/9427

EDITORES

ANTONIO HERBERT LANCHA JUNIOR

Educação Física pela Escola de Educação Física e Esporte da USP.
Mestrado em Nutrição pela Faculdade de Ciências Farmacêuticas da USP.
Doutorado em Nutrição pela Faculdade de Ciências Farmacêuticas da USP.
Pós-Doutorado em Medicina Interna pela Washington University.
Professor Visitante INRA – AgroParisTech.
Personal/Professional Coach formado pela Sociedade Brasileira de Coaching.
Wellness Coach formado pela WellCoaches by ACSM
(American College of Sports Medicine).
Certificação em Mindfulness pelo Mindfulness e Movimentos de Integração.

LUCIANA OQUENDO PEREIRA LANCHA

Nutricionista pela Faculdade de Saúde Pública da USP.
Bacharel em Esporte pela Escola de Educação Física e Esporte da USP.
Mestrado em Biologia Celular pelo Instituto de Biologia da UNICAMP.
Doutorado em Ciências pelo Instituto de Ciências Biomédicas da USP.
Pós-Doutorado no Institut de la Recherche Agronomique – Paris.
Personal/Professional Coach formada pela Sociedade Brasileira de Coaching.
Wellness Coach formado pela WellCoaches by ACSM
(American College of Sports Medicine).
Certificação em Mindfulness pelo Mindfulness e Movimentos de Integração.

COLABORADORES

Andressa da Silva de Mello

Graduação em Fisioterapia – UNICRUZ. Especialização em Fisioterapia Musculoesquelética – UNIMARCO. Especialização em Fisioterapia Ortopédica e Traumatológica – UNIMARCO. Mestrado em Ciências – UNIFESP. Doutorado em Fisioterapia – UFSCAR. Pós-Doutorado em Ciências do Esporte – UFMG. Professora Adjunta do Departamento de Esportes – EEFFTO/UFMG. Orientadora de Mestrado e Doutorado do Programa de Pós-Graduação em Ciências do Esporte – EEFFTO/UFMG. Orientadora de Mestrado e Doutorado do Programa de Pós-Graduação em Ciências da Reabilitação – EEFFTO/UFMG. Docente do Curso de Especialização em Fisioterapia Esportiva – EEFFTO/UFMG. Docente do Curso de Especialização em Treinamento Esportivo – EEFFTO/UFMG. Coordenadora do Centro de Estudos em Psicobiologia e Exercício – CEPE/EEFFTO/UFMG. Coordenadora de Esporte Paralímpico do Centro de Treinamento Esportivo – CTE/EEFFTO/UFMG. Coordenadora do Centro de Referência Paralímpico Brasileiro – CRPB/CPB/CTE/UFMG. Membro da Academia Paralímpica do Comitê Paralímpico Brasileiro.

Camila Guazzelli Marques

Bacharel em Educação Física pela Universidade Metodista de São Paulo. Bacharel em Nutrição pelo Centro Universitário São Camilo. Pós-Graduação (*Lato Sensu*) em Nutrição nas Doenças Crônicas Não Transmissíveis pelo Instituto Israelita de Ensino e Pesquisa Albert Einstein. Doutoranda pelo Departamento de Psicobiologia na Universidade Federal de São Paulo (UNIFESP).

Cibele Crispim

Nutricionista graduada pelo Centro Universitário São Camilo. Mestre e Doutora em Nutrição pela Universidade Federal de São Paulo (UNIFESP). Professora do Curso de Nutrição da Faculdade de Medicina da Universidade Federal de Uberlândia. Coordenadora do Grupo de Estudos em Crononutrição (CRONUTRI) da Faculdade de Medicina da Universidade Federal de Uberlândia.

Cíntia Cercato

Doutora em Endocrinologia e Metabologia pela USP. Médica-Assistente do Grupo de Obesidade e Síndrome Metabólica do HC-FMUSP.

Daniela Caetano Gonçalves

Professora Adjunta do Curso de Nutrição do Departamento de Biociências da Universidade Federal de São Paulo, Campus Baixada Santista, Santos.

Daniele Kallas

Licenciatura Plena em Educação Física – EEFUSP. Especialista em Reabilitação Cardíaca Primária e Secundária – InCor. Especialista em Fisiologia do Exercício – UNIFESP/EPM. Mestre em Ciências da Saúde – UNIFESP/EPM.

Fátima Vasques

Psicóloga. Especialista em Terapia Cognitiva Comportamental. Especialista em Transtornos Alimentares. Especialista em Saúde Mental.

Geovana Silva Fogaça Leite

Bacharel em Educação Física pela Universidade Federal de São Paulo (UNIFESP). Mestre em Ciências pela Universidade Federal de São Paulo (UNIFESP). Doutoranda e Pesquisadora do Laboratório de Nutrição e Metabolismo (EEFE/USP).

Lara Natacci

Nutricionista. Mestre e Doutora em Ciências pela Faculdade de Medicina da USP. Pós-Doutoranda em Nutrição pela Faculdade de Saúde Pública da USP. Certificada em *Coaching* de Saúde e Bem Estar pela Wellcoaches e American College of Spports and Medicine.

Luis Henrique Boiko Ferreira

Graduado em Educação Física pela Universidade Estadual do Centro Oeste (UNICENTRO) com Período Sanduíche na University of Saskatchewan (UofS), Canadá. Especialista em Treinamento de Força e Hipertrofia pela Universidade Federal do Paraná (UFPR). Mestre em Desempenho Esportivo pela Universidade Federal do Paraná (UFPR). Doutorando em Atividade Física e Saúde pela Universidade Federal do Paraná (UFPR).

Marco Túlio de Mello

Graduado em Educação Física pela Universidade Federal de Uberlândia (UFU). Especialista em Educação Física para Pessoa Portadora de Deficiência pela UFU. Doutor em Psicobiologia pela Universidade Federal de São Paulo (UNIFESP). Pós-Doutorado pela UNIFESP. Livre-Docente pela UNICAMP. Livre-Docente pela UNIFESP. Pesquisador 1A do CNPq. Professor Titular da Faculdade de Educação Física, Fisioterapia e Terapia Ocupacional da Universidade Federal de Minas Gerais (UFMG).

Maria Carliana Mota

Nutricionista Graduada pela Universidade Federal de Alfenas. Mestre e Doutora em Ciências da Saúde pela Faculdade de Medicina da Universidade Federal de Uberlândia. Membro do Grupo de Estudos em Crononutrição (CRONUTRI) da Faculdade de Medicina da Universidade Federal de Uberlândia.

Marília Cerqueira Leite Seelaender

Cancer Metabolism Research Group, Institute of Biomedical Sciences, University of São Paulo. Departament of Clinical Surgery, LIM 26-HC, Faculdade de Medicina, University of São Paulo, Brazil.

Paula Helena Dayan-Kanas

Nutricionista pelo Centro Universitário São Camilo. Mestranda em Nutrição e Ciências pela Escola de Educação Física e Esporte da USP. Especializada em Transtornos Alimentares pelo AMBULIM pelo Hospital das Clínicas (USP). Possui Formação em *Coaching* de Bem Estar e Saúde e Experiência em Nutrição Clínica e Comportamental.

Roberta Carbonari Muzy

Nutricionista pelo Centro Universitário São Camilo. Pós-Graduada em Terapia do Comportamento Alimentar, Aprimorada em Transtornos pelo Eating Disorders Centre da Austrália (ACFED). Membro do ACFED.

Ronaldo Vagner Thomatieli dos Santos

Bacharel em Educação Física pela UNESP. Doutor em Fisiologia Humana pelo ICB/USP. Pós-Doutorado em Psicobiologia pela UNIFESP.

Tácito P. Souza Junior

Doutor em Ciências do Esporte – UNICAMP. Pós-Doutor em Exercise Science – Appalachian State University. Nutricionista. Profissional de Educação Física. Professor Associado da UFPR. Coordenador do Grupo de Pesquisa em Metabolismo, Nutrição e Treinamento de Força – GPMENUTF.

Victor Keihan Rodrigues Matsudo

Coordenador Científico e Presidente do CELAFISCS. Coordenador Geral do Programa Agita SP e das Redes de Atividades Físicas das Américas e da Rede Agita Mundo. Médico do Esporte e Ortopedista.

PREFÁCIO

Ao ser convidada para escrever o prefácio do livro *Emagrecimento: Uma Abordagem Multidisciplinar*, de Luciana Oquendo Pereira Lancha e Antonio Herbert Lancha Junior, fiquei muito feliz em aceitar, já sabendo da qualidade do material que seria apresentado. Tenho acompanhado o desempenho da Luciana desde o período de seu doutorado no ICB-USP, e do Lancha Jr., do qual tive o prazer de ser professora em disciplinas do curso de pós-graduação em Ciência dos Alimentos e Nutrição Experimental da FCF-USP.

O livro aborda em seus 12 capítulos, além da nutrição e exercício físico, questões biopsicossociais. Em seu primeiro capítulo, apresenta uma abordagem envolvendo o indivíduo nos aspectos cognitivo, afetivo e motor, e as atividades físicas propostas para equacionar a questão do emagrecimento, ressaltando que dietas restritas isoladamente, em geral, não promovem o resultado esperado; em seguida se discute a morfologia das células adiposas, enfatizando suas organelas e estruturas de membrana numa visão mais histológica; no terceiro capítulo, as alterações metabólicas que ocorrem já com o sobrepeso, como síndrome metabólica e resistência à insulina; o capítulo quatro chama a atenção para as alterações hormonais decorrentes do sobrepeso, descrevendo as modificações nas concentrações hormonais e nos mecanismos de *feedback* negativo; em seguida, no capítulo cinco, são destacados os principais fatores nutricionais associados ao sobrepeso e à obesidade, como o consumo de alimentos e as formas deste consumo, envolvendo alterações no mecanismo de fome e saciedade em decorrência do sobrepeso, e apresenta algumas estratégias dietéticas para o emagrecimento; o capítulo seis aborda os transtornos alimentares, como diagnosticá-los, sugere formas de tratamento e acompanhamento; o capítulo sete apresenta os efeitos do ganho de peso na microbiota intestinal; o capítulo oito enfatiza as alterações emocionais relacionadas ao ganho de peso e como a prática de exercícios físicos pode melhorar; no capítulo nove são descritos os efeitos agudos e crônicos da atividade física, a diferença de intensidade, duração e frequência sobre a mobilização de gordura; o capítulo dez descreve as estratégias e ferramentas comportamentais e de *coaching* que podem auxiliar o processo de emagrecimento; o capítulo onze apresenta a proposta de como uma vida mais ativa pode influenciar no emagrecimento; e, finalmente, o capítulo doze descreve a relação sono, consumo de alimentos e emagrecimento.

Desnecessário dizer que todos esses capítulos foram desenvolvidos por profissionais de ampla competência e credibilidade. Desse modo, com uma abordagem simples, fornece as ferramentas para uma atuação mais abrangente, onde se considera a multidisciplinaridade para a solução de uma questão tão séria.

Finalizando, ressalto mais uma vez a minha admiração pelos organizadores, e recomendo este livro aos nutricionistas e demais profissionais envolvidos nessa temática.

Silvia Maria Franciscato Cozzolino

SUMÁRIO

1. CONCEITOS DE NUTRIÇÃO – EXERCÍCIOS RELACIONADOS AO EMAGRECIMENTO, *1*
Antonio Herbert Lancha Junior

2. MORFOLOGIA DO TECIDO ADIPOSO, *9*
Marília Cerqueira Leite Seelaender
Daniela Caetano Gonçalves

3. ALTERAÇÕES METABÓLICAS DO SOBREPESO, *19*
Luciana Oquendo Pereira Lancha
Antonio Herbert Lancha Junior

4. ALTERAÇÕES HORMONAIS DECORRENTES DO SOBREPESO, *27*
Cíntia Cercato

5. ASPECTOS NUTRICIONAIS E COMPORTAMENTAIS DO EMAGRECIMENTO, *41*
Roberta Carbonari Muzy
Paula Helena Dayan-Kanas
Luciana Oquendo Pereira Lancha
Antonio Herbert Lancha Junior

6. EMAGRECIMENTO E DESORDENS ALIMENTARES, *55*
Roberta Carbonari Muzy

7. MICROBIOTA INTESTINAL NA OBESIDADE, *65*
Geovana Silva Fogaça Leite
Camila Guazzelli Marques
Ronaldo Vagner Thomatieli dos Santos
Antonio Herbert Lancha Junior

8. FATORES EMOCIONAIS ASSOCIADOS AO EMAGRECIMENTO E AO CONSUMO DE ALIMENTOS, *81*
Fátima Vasques

9. ATIVIDADE FÍSICA RELACIONADA AO EMAGRECIMENTO, *89*
Luis Henrique Boiko Ferreira
Tácito P. Souza Junior

10. ESTRATÉGIAS COMPORTAMENTAIS E DE *COACHING* NO PROCESSO DE EMAGRECIMENTO, *99*
Luciana Oquendo Pereira Lancha
Lara Natacci
Daniele Kallas

11. COMO UMA VIDA MAIS ATIVA PODE INFLUENCIAR O EMAGRECIMENTO, *109*
Victor Keihan Rodrigues Matsudo

12. SONO E EMAGRECIMENTO, *123*
Marco Túlio de Mello
Cibele Crispim
Andressa da Silva de Mello
Maria Carliana Mota

CONCEITOS DE NUTRIÇÃO — EXERCÍCIOS RELACIONADOS AO EMAGRECIMENTO

Antonio Herbert Lancha Junior

A obesidade já é caracterizada por muitos como uma pandemia. As causas da obesidade são as mais variadas, passando pelas questões emocionais, sociais e biológicas. Vale lembrar que a relação alimento-afeto se estabelece logo após o nascimento com o aleitamento materno e se prolonga pela vida. As relações sociais se evidenciam com as associações de celebrações diretamente relacionadas com os alimentos. A identificação de diversos genes promotores da obesidade permeia as questões biológicas nesse contexto.

Pelas consequências da obesidade como importante agravo à saúde, diversas soluções imediatistas são adotadas, colocando a atenção, muitas vezes, na doença e esquecendo a complexidade de variáveis que afetam o indivíduo que está obeso. Intencionalmente, usamos o termo "está obeso" com o intuito precípuo de transitoriedade do excesso de gordura corporal passível de mudança. O emprego do termo "é obeso" propicia uma característica do indivíduo, conferindo um estado permanente e de forma imutável.

De fato, a perda de peso rápida pode ser um alento a quem desenvolveu a obesidade; porém, não ataca a causa, ou seja, o agente promotor dessa mudança de padrão. Não podemos dissociar desse contexto a sensação de culpa que acomete as pessoas que engordam. As questões religiosas que configuram o consumo de alimentos, além da necessidade, como "pecado", imediatamente transferem julgamentos de ordem moral àquele que engordou.

Sendo as causas do ganho de gordura variadas, as soluções também devem ser. Adotar uma dieta que eleja determinado grupo de alimentos como responsável pela obesidade é, sem dúvida, uma abordagem por demais reducionista e que não enxerga a complexidade do ser humano, estabelecendo que o alimento é o inimigo. Coloca a obesidade no centro das atenções, deixando de lado o indivíduo.

Em 1972, um dos grandes *best-sellers* do universo das dietas teve seu primeiro lançamento com o título "A dieta revolucionária do Dr. Atkins". Relançado 20 anos após, vendeu aproximadamente 12 milhões de cópias. Além das cópias vendidas, Dr. Atkins criou mais uma companhia que desenvolvia os produtos baseados em sua dieta.

Falecido em 2003, o cardiologista Dr. Robert Coleman Atkins teria hoje a realidade das ações de sua empresa caindo no mercado. Apontado por alguns especialistas, esse fato seria consequência da falta de ciência na dieta proposta pelo Dr. Atkins, que ao longo de sua vida dizia ser um clínico e não um pesquisador.

As dietas da moda são, anualmente, lançadas com a proposta de resolver a obesidade. O que podemos concluir é que as dietas não funcionam. A constatação é simples: todos os indivíduos obesos já fizeram pelo menos uma dieta, e continuam como estavam. Isso significa que o estudo pormenorizado da ingestão alimentar, da prática regular de atividade física, do estado emocional e da presença de doenças determinantes da obesidade são fundamentais para o sucesso no tratamento do indivíduo com essa condição.

Pensando nesse contexto, o primeiro ponto a ser discutido quando colocamos o indivíduo no centro da questão é "o que de fato motiva essa pessoa a emagrecer". Isso se faz necessário, pois a solução está em mudanças de comportamento, em que as escolhas diárias ditarão o sucesso dessa jornada. Todas as estratégias a serem adotadas para esse projeto de emagrecimento dependem dessa motivação como guia do processo.

Políticas públicas visando tratar dos fatores diretos e indiretos da obesidade são adotadas em alguns países. Alguns exemplos são:

- Criar ambientes propícios à atividade física regular, principalmente em grandes centros urbanos, fazendo com que as pessoas sintam vontade de praticá-las.
- Estimular a vida mais ativa, como em São Paulo, com o Agita São Paulo coordenado pelo Dr. Victor Klein Matsudo, fazendo com que as pessoas utilizem mais o aparelho locomotor nas atividades cotidianas.
- Desenvolver cardápios mais saudáveis em escolas e empresas, fazendo com que uma rotina alimentar mais saudável seja adotada logo nos primeiros anos de vida e passe a ser uma segunda natureza.
- Orientar o consumo alimentar familiar, sendo a refeição um fim em si mesma, e não em agentes acessórios como TV, computador, *tablets* etc.
- A disponibilidade de centros de apoio que devem ser buscados caso os distúrbios emocionais associados à obesidade estejam presentes, tais como os consumos compulsivos, a depressão e a ansiedade, entre outros.

INTRODUÇÃO

Evidências sugerem que a prevalência do sobrepeso e da obesidade tem aumentado em taxas alarmantes, incluindo países desenvolvidos e subdesenvolvidos. Ainda mais, o artigo publicado na Lancet[1] mostra que não somente a obesidade está crescendo em todos os países do nosso planeta, mas que também nenhum país do mundo, nesses últimos 33 anos, conseguiu ter sucesso no combate à obesidade.

De acordo com o NHANES 2015-2016, a obesidade adulta está associada ao aumento do risco de um número de condições de saúde, incluindo diabetes, hipertensão, elevação do colesterol, doença cardiovascular, derrame, artrite e certos tipos de câncer. A prevalência de obesidade foi de 39,8% entre os americanos adultos.[2] Os dados da NHANES para 2015-2016 mostram diferenças por:

- *Idade*: a prevalência de obesidade entre adultos com idade entre 40 e 59 anos (42,8%) foi maior que entre adultos de 20 a 39 anos (35,7%). Nenhuma diferença significativa na prevalência foi observada entre adultos com 60 anos ou mais (41,0%) e grupos mais jovens.

- *Etnia*: a prevalência de obesidade foi menor entre adultos asiáticos não hispânicos (12,7%) em comparação com todos os outros grupos raciais e de origem hispânica. Hispânicos (47,0%) e negros não hispânicos (46,8%) adultos apresentaram prevalência de obesidade em relação a adultos brancos não hispânicos (37,9%).

- *Gênero*: a prevalência de obesidade foi de 38,0% em brancos não hispânicos, 54,8% em negros não hispânicos, 14,8% em asiáticos não hispânicos e 50,6% em mulheres hispânicas. A prevalência de obesidade foi menor nos homens asiáticos não hispânicos (10,1%) se comparados com homens brancos não hispânicos (37,9%), negros não hispânicos (36,9%) e hispânicos (43,1%).

Apesar dos 33 bilhões de dólares movidos pela indústria de "como perder peso", o número de casos de obesidade vem aumentando significativamente sem diferenças raciais ou sociais.[3]

A obesidade é considerada uma epidemia mundial.[4] Isso se torna um problema de saúde pública, uma vez que as consequências da obesidade para a saúde são muitas, variando do risco aumentado de morte prematura a severas doenças não letais, mas debilitantes, que afetam diretamente a qualidade de vida desses indivíduos (**Tabela 1.1**). A obesidade é frequentemente associada com hiperlipidemia[5,6] e diabetes *mellitus* não insulinodependente (NIDDM),[6] duas condições intimamente relacionadas com doenças cardiovasculares.[7]

Assim que as consequências da obesidade para a saúde foram demonstradas, muitos estudos têm sido realizados com o objetivo de identificar os principais fatores que contribuem para o seu desenvolvimento. A importância genética na etiologia da obesidade também tem sido foco de pesquisa em todo o mundo. A identificação e sequenciamento do gene *ob* que codifica o peptídeo leptina, junto com a descoberta de que o defeito nesse gene parece ser a simples causa da obesidade em ratos *ob/ob*,[9] gerou considerável interesse na genética da obesidade. No entanto, ainda hoje, existem poucas evidências sugerindo que algumas populações são mais suscetíveis à obesidade por motivos genéticos. Além disso, o aumento substancial na prevalência da obesidade observado nos últimos 30 anos não pode ser justificado por alterações genéticas que, teoricamente, teriam ocorrido nesse pequeno espaço de tempo.[10] Desse modo, alguns autores enfatizam que a diferença na prevalência da obesidade em diferentes grupos populacionais está muito mais atribuída aos chamados fatores ambientais,[10] em especial à dieta e à atividade física,[4,11,12] que interagindo com fatores genéticos, o que poderia explicar o acúmulo de excesso de gordura corporal em grandes proporções na população mundial.[13]

A obesidade não é uma desordem singular, e sim um grupo heterogêneo de condições com múltiplas causas que, em última análise, refletem no fenótipo obeso.[10] Uma vez que a nutrição não é uma ciência exata, alguns fatores devem ser levados em consideração ao induzir a perda de peso que estão além do conceito de termodinâmica, como adaptações bioquímicas, hormonais, fisiológicas, psicológicas, emocionais, genéticas e epigenéticas, respostas individuais para treinamento e fatores religiosos e sociais que se influenciam mutuamente (**Figura 1.1**).[14]

A necessidade de perder peso é bem compreendida; no entanto, o processo é desafiador e uma estimativa revela que menos de 1 em cada 100 pessoas são bem sucedidas em conseguir manter o peso perdido. Ironicamente, Fields e cols.[15] demonstraram, em quase 17.000 crianças com idades entre 9-14 anos, que "fazer" dieta restritiva foi um preditor significativo de ganho de peso. Os autores concluíram que "... a longo prazo, fazer dieta para controlar o peso não é eficaz, pode realmente promover o ganho de peso".

Tabela 1.1. Doenças associadas com a obesidade

Cardiovasculares	Hipertensão Doenças coronarianas Acidente vascular cerebral Veias varicosas Trombose venosa profunda
Respiratórias	Falta de ar Apneia durante o sono Síndrome da hipoventilação
Gastrointestinais	Hérnia de hiato Cálculo na vesícula biliar Cirrose e esteatose hepática Hemorroida Câncer colorretal
Metabólicas	Hiperlipidemia Resistência à insulina Diabetes *mellitus* Síndrome do ovário policístico Hiperandrogenização Irregularidades menstruais
Neurológica	Bloqueio nervoso
Renal	Proteinúria
Região peitoral	Câncer de mama Ginecomastia
Útero	Câncer endometrial Câncer cervical
Urológico	Câncer de próstata Incontinência urinária
Pele	Micoses Linfedemas Celulites Acantose
Ortopédicas	Osteoartrites Gota
Endócrinas	Redução no GH e IGF-1 Redução na resposta à prolactina Respostas hiperdinâmicas do ACTH Aumento do cortisol livre na urina Alterações nos hormônios sexuais
Gravidez	Complicações obstétricas Operação por cesariana Bebês muito grandes Defeitos no tubo neural

Fonte: Jung, 1997.[8]

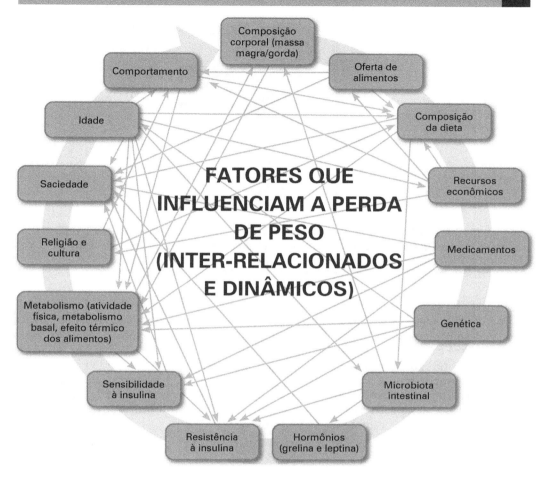

Figura 1.1. *Fatores que influenciam a perda de peso.*

Além disso, Mann e cols.,[16] em seu artigo *"Diets are not the answer"* (dietas não são as respostas), avaliaram 31 estudos sobre os resultados em longo prazo das dietas de restrição de calorias e concluíram que essas dietas são um preditor consistente de ganho de peso. Eles observaram que até dois terços das pessoas recuperaram mais peso do que tinham perdido.

A tendência secular no aumento da obesidade parece ocorrer paralelamente à redução na prática de atividade física e aumento no sedentarismo. O hábito da prática de atividade física é influenciado na criança pelos pais, e quando desenvolvido nessa fase, tende a se manter do mesmo modo até a fase adulta.[17] Além disso, uma redução natural no gasto energético é observada com a modernização, ocasionando estilo de vida mais sedentário com transporte motorizado e equipamentos mecanizados que diminuem o esforço físico de homens e mulheres, tanto no trabalho, como em casa. Já foi demonstrada uma redução de aproximadamente 600 kcal com a diminuição do tempo despendido com brincadeiras de rua e o aumento do tempo assistindo televisão; do mesmo modo, cortar grama com as mãos gastava aproximadamente 500 kcal/h, enquanto, com a utilização de cortadores elétricos de grama, o gasto diminuiu para 180 kcal/h; lavar as roupas no tanque consumia aproximadamente 1.500 kcal/dia; enquanto usar a máquina de lavar requer apenas

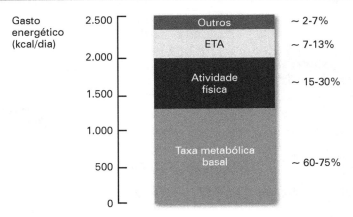

Figura 1.2. *Distribuição aproximada dos principais contribuintes do gasto energético diário relativo a um adulto sedentário (ETA: efeito térmico dos alimentos). (Fonte: Adaptação de Ravussin e Swinburn, 1992. In: gPereira et al., 1999a.[22])*

270 kcal/2 h para a mesma quantidade de roupas.[18] De fato, poucas atividades são atualmente classificadas como muito ativas, enquanto há algumas décadas, várias atividades tinham essa característica.[4] Entretanto, é muito difícil estabelecer uma relação de causa e efeito entre o IMC e o grau de atividade física, mas se sabe que a redução na atividade física diária afeta direta e indiretamente o gasto energético diário do indivíduo. Os três principais componentes do gasto energético diário (**Figura 1.2**) são: a taxa metabólica basal (TMB), o efeito térmico dos alimentos (ETA) e a prática de atividade física (AT).[19] Vários autores já demonstraram relação inversa entre TMB e IMC em animais,[20] e redução da TMB e aumento de peso corporal em humanos.[21]

Desse modo, o sedentarismo e os hábitos nutricionais parecem representar o principal fator de risco no desenvolvimento da obesidade mundial.[4,22] Os dados do Ministério da Saúde[23] demonstram que mesmo consumindo mais frutas (elevação de 4,8%), elevação de atividade física regular (24,1%) e menor consumo de refrigerantes e bebidas açucaradas (52,8%) entre 2007 e 2017, quando falamos em excesso de peso, houve o crescimento de 56%. Assim como a obesidade, o excesso de peso também cresceu entre as faixas etárias da população brasileira. De 25 a 34 anos houve alta de 33,0%; de 35 a 44 anos, 25,0%; de 45 a 54 anos, 12,0%; de 55 a 64 anos, 8,0%; e nos idosos acima de 65 anos houve crescimento de 14,0%. Os dados gerais mostram que 54% da população brasileira sofre com excesso de peso. Assim, apontar para a indústria como a única responsável pela obesidade parece não estar surtindo efeito. Particularmente, acreditamos em mudanças de hábitos diários que passam pela alimentação, atividade física, sono e gestão de estresse, e colocar o indivíduo no comando do processo. Essas ações, ao nosso ver, são mais efetivas para mudanças de comportamento e obtenção de resultados mais duradouros.

COMENTÁRIOS DO AUTOR
Acessando o conteúdo deste QR code você ouvirá orientações do autor sobre este capítulo.

Referências bibliográficas

1. Ng M, Fleming T, Robinson M, et al. Global, regional, and national prevalence of overweight and obesity in children and adults during 1980-2013: a systematic analysis for the Global Burden of Disease Study 2013. New York: The Lancet. 2014; 384(9945):766-81.

2. NHANES 2015-2016. Disponível em: https://wwwn.cdc.gov/nchs/nhanes/ContinuousNhanes/documents.aspx?BeginYear=2015. Acessado em 31 set. 2019.

3. Kuczmarski RJ, Flegal KM, Campbell SM, Johnson CL. Increasing prevalence of overweight among US adults: the National Health and Nutrition Examination Surveys, 1960 to 1991. Chicago: JAMA. 1994; 272:205-11.

4. World Health Organization. Obesity: preventing and managing the global epidemic. Geneva: Report of a WHO Consultation on Obesity; 1998.

5. DeFronzo RA, Ferrannini E. Insulin resistance: a multifaceted syndrome responsible for NIDDM, obesity, hypertension, dyslipidemia, and atherosclerotic cardiovascular disease. New York: Diabetes Care. 1991; 14:173-94.

6. McNamara DJ, Howell WH. Epidemiologic data linking diet to hyperlipidemia and arteriosclerosis. New York: Semin Liver Dis. 1992; 12(4):347-55.

7. Després JP, Lamarche B. Low intensity endurance exercise training, plasma lipoprotein and the risk of coronary heart disease. Oxford: J Intern Med. 1994; 236:7-22.

8. Jung R. Obesity as a disease. Oxford: Br Med Bull. 1997; 53:307-21.

9. Zhang WM, Kuchár S, Mozes S. Body fat and RNA content of the VMH cells in rats neonatally treated with monosodium glutamate. Elmsford: Brain Res Bull. 1994; 35(4):383-5.

10. Jebb SA. Obesity: from molecules to man. Cambridge: Proc Nutr Soc. 1999; 58:1-14.

11. WHO – World Health Organization. Diet, nutrition and the prevention of chronic diseases. Geneva: Technical Report Series, v. 797; 1990.

12. WHO – World Health Organization. Physical Status: the use and interpretation of anthropometry. Geneva: Technical Report Series, v. 854; 1995.

13. Hill JO, Melanson EL, Wyatt HT. Dietary fat intake and regulation of energy balance: implications for obesity. Bethesda: J Nutr. 2000; 120:284S-288S.

14. Pereira-Lancha LO, Kallas D, Dayan PH, Lancha Jr. AH. Técnicas de coaching de bem-estar na mudança do estilo de vida no sistema público de saúde. Estud Av. 2019; 33(95):235-42. ISSN 0103-4014. doi: http://dx.doi.org/10.1590/s0103-4014.2019.3395.0015.

15. Fields AE, Austin SB, Taylor CB, Malspeis S, Rosner B, Rockett HR, et al. Relation between dieting and weight change among preadolescents and adolescents. Pediatrics. 2003; 112:900-6.

16. Mann T, Tomiyama AJ, Westling E, Lew AM, Samuels B, Chatman J. Medicare's search for effective obesity treatments: diets are not the answer. Am Psychol. 2007; 62:220-33.

17. Strauss R. Childhood obesity. Chicago: Curr Probl Pediatr. 1999; 29(1):1-29.

18. Martinez JA. Body-weight regulation: causes of obesity. Cambridge: Proc Nutr Soc. 2000; 59:337-45.

19. Blair SN, Horton E, Leon AS, Lee IM, Drinkwater BL, Dishman RK, et al. Physical activity, nutrition, and chronic disease. Madison: Med Sci Sports Exerc. 1996; 28(3):335-49.

20. Yoshioka K, Yoshida T, Kondo M. Brown adipose tissue thermogenesis and metabolic rate contribute to the variation in obesity among rats fed a high fat diet. Kyoto: Jpn J Physiol. 1992; 42(4):673-80.

21. Weinsier RL, Hunter GR, Heini AF, Goran MI, Sell SM. The etiology of obesity: relative contribution of metabolic factors, diet, and physical activity. New York: Am J Med. 1998; 105(2):145-50.

22. Pereira LO, Francischi RP, Klopfer M, Sawada LA, Santos R, Vieira P, et al. Obesidade e suas Implicações – Ação da Atividade Física e Controle Nutricional. São Paulo: Rev Bras Nutr Clin. 1999a; 14:9-17.

23. VIGITEL, 2017. Disponível em: http://bvsms.saude.gov.br/bvs/publicacoes/vigitel_brasil_2017_saude_suplementar.pdf, acessado em junho 2019.

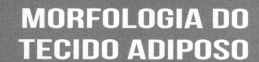

MORFOLOGIA DO TECIDO ADIPOSO

Marília Cerqueira Leite Seelaender
Daniela Caetano Gonçalves

INTRODUÇÃO

Tecido adiposo é o nome dado ao que, atualmente, se considera um órgão altamente complexo e essencial, com alta atividade metabólica e endócrina. Por muitos anos, se acreditou que a função do tecido adiposo era exclusivamente a de armazenamento e estoque de energia na forma de gordura. Essa gordura armazenada também confere função de isolamento térmico ao organismo e amortecimento aos órgãos da área abdominal contra choques mecânicos.[1] Apesar dessas funções bem definidas do tecido adiposo, em 1940, sua função endócrina foi introduzida por Wells; porém, apenas em 1994, com a descoberta da leptina, por Firedman e cols.[2] (adipocina secretada pelo adipócito), o tecido adiposo passou a ser considerado um órgão.[3] Atualmente, são descritas muitas funções associadas ao tecido adiposo, como controle do balanço energético e peso corporal, homeostase, termogênese, inflamação, entre outras funções metabólicas.

ESTRUTURA E COMPOSIÇÃO CELULAR DO TECIDO ADIPOSO

O tecido adiposo (TA) é formado em sua maioria por um tipo celular denominado adipócito. Trata-se de uma célula que contém em seu interior lipídios neutros armazenados, e que podem ser utilizados como reserva energética pelo organismo ou para a formação de calor pela própria célula. Esses lipídios neutros estão armazenados em uma organela denominada *droplet* lipídico. Os *droplets* apresentam no seu interior lipídios neutros, principalmente triacilglicerol e ésteres de colesterol, e no seu exterior, fosfolipídios e proteínas relacionadas ao controle dessa organela, como as perilipinas.[4] Esse *droplet* lipídico apresenta-se de forma diferente de acordo com o tipo de adipócito. Em adipócitos uniloculares,

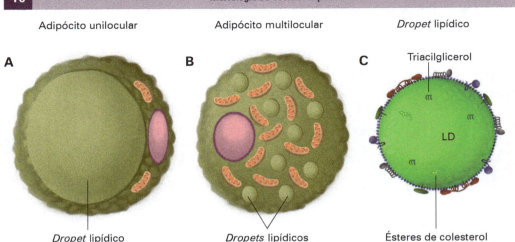

Figura 2.1. *Estrutura dos adipócitos unilocular e multilocular, e do* droplet *lipídico. (Fonte: Figuras A e B retiradas de Fitzgerald et al., 2018.[5] Figura C retirada de Walther, Chung e Farese, 2017.[4])*

verifica-se a presença de um único *droplet* grande. Já nos adipócitos multiloculares, encontramos diversos *droplets* menores no citoplasma da célula (**Figura 2.1**).

O adipócito não é o único tipo celular presente no TA. Além das células endoteliais (dos vasos sanguíneos e linfáticos), ocorrem nervos (constituídos por axônios de células nervosas e células satélites), fibroblastos, fibrócitos, células pouco diferenciadas, e diversos tipos de células do sistema imunológico. Cada adipócito é circundado por uma lâmina basal (estrutura acelular) e sustentado por diversos tipos de fibras, incluindo colágeno do tipo I e fibras reticulares.

TIPOS DE TECIDO ADIPOSO

Os mamíferos possuem três tipos de tecido adiposo: o tecido adiposo branco (TAB), o marrom (TAM) e o bege (TABe). Cinti[6] descreve ainda um quarto tipo de tecido adiposo: o tecido adiposo rosa (TAR). Os diferentes tipos de tecido adiposo recebem sua nomenclatura por meio de suas características macroscópicas relacionadas às suas cores, entretanto possuem funções metabólicas diferenciadas.

O TAM é o tecido adiposo que foi primeiramente descrito como encontrado apenas nos humanos recém-nascidos, bem como em pequenos mamíferos adultos.[7] Entretanto, atualmente, se descreve a presença desse tecido adiposo em humanos adultos, sob condições específicas, como exposição crônica a temperaturas muito frias.[8] O TAM é caracterizado por adipócitos multiloculares e está relacionado à produção de calor, sendo a morfologia de suas células, bem como o arranjo do tecido, adequados a essa função. Dessa maneira, os adipócitos do TAM apresentam uma grande densidade de mitocôndrias elétron-densas (escuras à microscopia eletrônica, responsáveis pela cor "marrom"), um indício de alta atividade metabólica, e seu citoplasma contém várias inclusões lipídicas. Esse tipo de tecido adiposo é bem vascularizado e inervado, e pode ser encontrado principalmente nas regiões inter e subescapular, axilar, intercostal, perirrenal e periaórtica. Em humanos, seu desaparecimento após o período pós-natal está associado ao aumento no acúmulo de triacilglicerol (TAG) e à perda da função termogênica.[7]

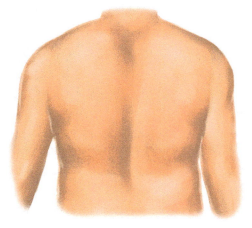
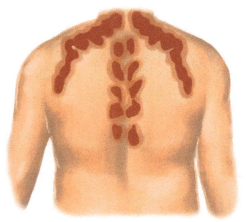

Exposição a temperaturas normais   Exposição a temperaturas frias

Figura 2.2. *Presença de TAM em adultos submetidos à exposição crônica de temperaturas frias. (Adaptada de Perakakis N, Triantafyllou GA, Fernández-Real JM, Huh JY, Park KH, Seufert J, Mantzoros CS, Nat Rev Endocrinol, 2017.[11])*

A termogênese promovida pelos adipócitos multiloculares ocorre por meio do sistema de proteínas desacopladoras (UCPs) presentes nas diversas mitocôndrias dessas células. Essas proteínas são responsáveis pelo desacoplamento de subunidades da proteína ATP sintase, presente na membrana externa da mitocôndria. Com o desacoplamento dessas subunidades, a energia gerada pela passagem dos átomos de hidrogênio para a matriz mitocondrial será dissipada na forma de calor.[9]

O TAM está localizado em grandes quantidades nos neonatos nas regiões cervical, supraclavicular, interescapular e paravertebral, ao longo dos grandes vasos, próximo ao pâncreas, adrenais e rins (**Figura 2.2**).[10]

O tecido adiposo branco está associado, principalmente, à função de reserva de energia na forma de triacilglicerol. Em humanos, sua massa pode representar cerca de 3% (em atletas de elite) até 70% (em obesos) da massa corporal total. Contudo, sabe-se atualmente que suas funções vão muito além da síntese, do armazenamento e da mobilização de lipídios. Além do papel no isolamento térmico, na proteção mecânica e na atribuição de diferenças morfológicas entre os gêneros, o TAB funciona como importante órgão endócrino, secretando uma grande variedade de hormônios e citocinas. Esse tecido é, portanto, capaz de regular e afetar inúmeros processos metabólicos e fisiológicos no organismo, além de informar ao sistema nervoso central sobre alterações na composição corporal. Os componentes, o arranjo e a estrutura desse tecido devem, dessa maneira, refletir essas múltiplas funções.

O adipócito do TAB é denominado unilocular por apresentar uma inclusão lipídica predominante. À medida que o acúmulo de TAG aumenta no adipócito, essa gotícula se expande e comprime o núcleo e as organelas que, então, se dispõem na periferia da célula. À microscopia de luz, o adipócito aparece como uma célula poligonal ou arredondada (dependendo do grau de compressão do tecido), de núcleo alongado e periférico, circundada por uma delgada linha de citoplasma. Essas células podem mostrar grande variação de tamanho, podendo ser menores que 35 μm ou maiores que 150 μm. O adipócito unilocular mostra, comparativamente, um número muito menor de mitocôndrias que aquele do TAM. Pequenas gotículas de gordura estão presentes no citoplasma, além daquela predo-

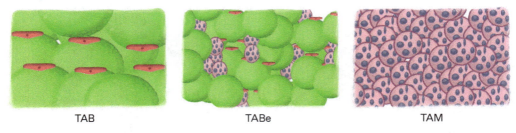

Figura 2.3. *Características dos adipócitos dos diferentes depósitos. (Adaptada de Perakakis N, Triantafyllou GA, Fernández-Real JM, Huh JY, Park KH, Seufert J, Mantzoros CS. Nat Rev Endocrinol, 2017.[11])*

minante. Essas gotículas são constituídas por triacilglicerol envolto por uma monocamada de fosfolipídios derivada do retículo endoplasmático.[12] Algumas proteínas de papel relevante na estrutura e função das gotículas estão presentes em sua superfície. O principal tipo, constituído pelas perilipinas, está provavelmente relacionado ao bloqueio da ação de lipases, enzimas que hidrolisam o triacilglicerol.[13] É ainda relatada a presença de caveolinas, proteínas envolvidas na organização dos componentes da superfície da gotícula.[14]

Recentemente, um tipo celular diferenciado está sendo relatado no tecido adiposo branco, conferindo uma característica "amarronzada" às células. Essas células, denominadas bege, têm sido encontradas na região supraclavicular e pescoço, mas também no tecido adiposo mesentérico e na gordura posterior mediastinal. O TABe possui características similares ao TAB, pois ativa os processos de termogênese no organismo, apesar de sua baixa expressão de UCPs.

Apesar de suas características similares aos adipócitos do TAB, o TABe não possui a mesma origem embrionária. Os estudos recentes mostram que o adipócito bege deriva de adipócitos uniloculares maduros que passam a expressar característica multilocular e aumentar a biogênese mitocondrial, adquirindo um tom amarronzado. O processo em questão é chamado *browning* e pode ser induzido por exposição crônica a temperaturas frias ou agonistas adrenérgicos. Da mesma maneira que ocorre a modificação da característica celular no *browning*, o inverso se dá com a diminuição das mitocôndrias e formação de adipócito unilocular, em um processo chamado *whitening*, normalmente vinculado à dieta hiperlipídica e obesidade (**Figura 2.3**).[15]

Recentemente, Cinti[16] descreveu o tecido adiposo presente na estrutura mamária como tecido adiposo rosa. Essa classificação se dá pela característica única desses adipócitos uniloculares que, durante o processo de gestação e principalmente lactação, são reduzidos para promover a expansão dos ductos mamários produtores de leite. Após dez dias do fim da lactação, a anatomia da mama se regenera à sua característica original, aumentando novamente o tamanho original do adipócito e diminuindo os alvéolos produtores de leite. Na fase gestacional, o tecido mamário possui aspecto rosado, e por isso é chamado TA rosa (**Figura 2.4**).

LOCALIZAÇÃO DO TECIDO ADIPOSO BRANCO

O TAB está distribuído ao longo de todo o corpo humano em depósitos distintos. Estes estão distribuídos em três principais sítios anatômicos:[16] subcutâneo (inguinal, dorsal, axilar e interescapular), dérmico e intraperitoneal (mesentérico, omental, perirrenal, epididimal e parametrial).

Morfologia do Tecido Adiposo

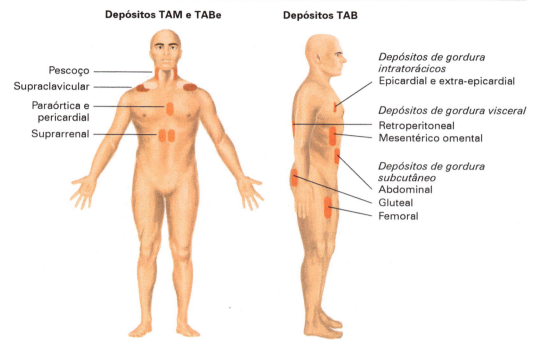

Figura 2.4. *Localização dos depósitos de gordura TAB, TAM e TABe. (Adaptada de Gaggini, Saponaro e Gastaldelli, 2015.[15])*

Desse modo, os depósitos do TAB são divididos de acordo com a sua localização. O tecido adiposo subcutâneo (TAS) está localizado abaixo do tecido epitelial de revestimento e compõe cerca de 80% do TAB de pessoas sem alterações metabólicas e fisiológicas. Ele está localizado por toda a superfície corporal, entretanto, há maior acúmulo de gordura nas regiões abdominal, femoral e glúteos.[10] Esses depósitos de gordura subcutâneos são diferentes para cada indivíduo e estão relacionados a fatores genéticos, gênero e fatores ambientais, como alimentação e exercício físico.

O tecido adiposo visceral está localizado ao redor de órgãos internos, como rins, coração e intestino. Há também maior acúmulo de gordura omental (região abdominal). Esses depósitos possuem alta atividade metabólica e diminuída capacidade de hipertrofia e armazenamento de triacilglicerol. Entretanto, em condições metabólicas específicas, como obesidade, o excesso de gordura no tecido adiposo subcutâneo pode levar esses adipócitos à sua capacidade máxima de armazenamento de gordura. O excesso de gordura corporal pode levar à formação de lipotoxicidade e processo inflamatório do tecido adiposo, induzindo o acúmulo na região visceral, não apenas na região omental, mas também nos órgãos centrais como fígado, rins, coração e pâncreas. Esse acúmulo de gordura, denominado ectópico, possui relação direta com diversas patologias como diabetes, doença hepática gordurosa não alcoólica, doença coronariana, entre outras.[17]

As diferenças metabólicas entre os depósitos do TAB ocorrem, pois, a proporção dos elementos celulares e não celulares, bem como as características morfológicas e funcionais dos próprios adipócitos, variam de forma notável com a localização. Sabe-se, atualmente, que ocorre uma marcada especialização fisiológica do tecido adiposo, associada à heterogeneidade dos aspectos mencionados.[18]

A inervação do depósito é um importante determinante de suas características.[19] Há predominância ou até exclusividade de fibras simpáticas no TAB, que se originam das eferências gerais do sistema nervoso autônomo a partir do sistema nervoso central[20] e, também, inervação sensorial.[19] O TAB é bem vascularizado, quando se considera o fluxo sanguíneo por número de células, e recebe, em um indivíduo normal, cerca de 3% a 7% do débito cardíaco. Na obesidade mórbida, o suprimento para o TAB pode atingir entre 15% a 30% do débito cardíaco, levando a hipertensão, cardiomegalia e falência cardíaca congestiva.[19]

As dimensões dos adipócitos variam com a localização anatômica dos depósitos: em humanos, por exemplo, essas células são maiores nos depósitos subcutâneos, quando comparadas às omentais. A taxa de lipólise, a atividade e a expressão da lipase hormônio-sensível estão correlacionadas ao tamanho do adipócito.[21]

A proximidade a linfonodos também confere propriedades distintas ao depósito adiposo.[18,22] Na realidade, a maior parte dos grandes linfonodos e seus ductos coletores está imersa em tecido adiposo, e a ativação imunológica dos linfonodos induz lipólise no tecido adiposo adjacente. A própria composição do triacilglicerol presente nos adipócitos sofre influência da proximidade a linfonodos: a proporção de ácidos graxos poli-insaturados é maior em detrimento da de saturados, por exemplo, nos depósitos omental e mesentérico, em relação aos demais sítios de deposição. Assim, sabe-se atualmente que há uma forte interação entre o tecido adiposo e os tecidos adjacentes. O tecido adiposo intermuscular é um outro exemplo: sugere-se que tanto o músculo estriado cardíaco como o esquelético mantenham uma relação parácrina com os adipócitos interfibrilares. Estudos do nosso grupo[23] mostraram, contudo, que em ratos, o triacilglicerol depositado em adipócitos situados no perimísio não contribui de maneira significativa para o fornecimento de substrato energético ao músculo esquelético. O ácido graxo utilizado no exercício de *endurance* provém de gotículas lipídicas nas próprias fibras musculares. Esse triacilglicerol intramuscular é reposto, no repouso, pela captação de ácidos graxos do triacilglicerol presente nas lipoproteínas de densidade muito baixa circulantes.

A heterogeneidade dos depósitos de TAB também é notada com relação ao metabolismo:[24] enquanto a atividade basal da lipase hormônio-sensível e a taxa basal de lipólise são superiores no tecido subcutâneo em comparação ao visceral, a resposta lipolítica às catecolaminas é maior no último em relação ao primeiro, bem como o número de receptores de insulina. Contudo, os depósitos visceral e omental são mais resistentes à ação antilipolítica da insulina que o subcutâneo, e o adipócito omental mostra uma capacidade de captação de glicose pelo menos duas vezes superior aos subcutâneos. A atividade e expressão da lipase lipoproteica, por sua vez, é mais alta no TAB subcutâneo que no visceral.

Esses exemplos de diferenças metabólicas sugerem que as patologias devam afetar de forma distinta os diferentes sítios anatômicos de deposição. Realmente, estudos do nosso grupo[25,26] mostraram que diferentes depósitos de TAB de ratos demonstram variação no grau da resposta à caquexia associada ao câncer (**Figura 2.5**).

Giorgino e cols.[27] discutem a importância da distribuição e acúmulo de gordura em sítios específicos na etiologia e morbidade da obesidade. A adiposidade visceral está relacionada fortemente à resistência à insulina, ao diabetes do tipo 2, à hipertensão e às dislipidemias (concomitantemente ao aumento de ácidos graxos livres na circulação, o que contribui para a instalação de resistência hepática e periférica à insulina e redução da síntese de insulina no pâncreas), enquanto o aumento do TAB subcutâneo não guarda uma relação estreita com essas comorbidades.

O aumento nas dimensões da célula adiposa visceral está intimamente associado à prevalência de resistência à insulina, provavelmente em função do incremento da secreção das adipocinas (citocinas secretadas pelo TAB), concomitante à expansão do volume celular.

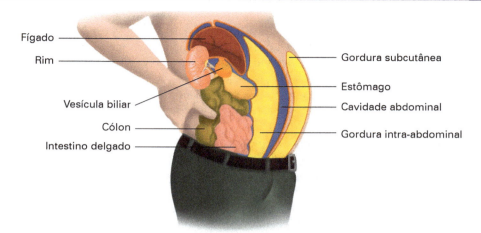

Figura 2.5. *Localização corporal da gordura intra-abdominal e subcutânea. (Modificada de https://www.educacaofisica.com.br/ciencia-ef/fisiologia/a-ciencia-da-gordura-como-ela-e-armazenada-no-corpo-e-como-queima-la/. Acesso em 13 de março de 2018.)*

Van Harmelen e cols.[28] estudaram a forma de expansão dos depósitos adiposos de indivíduos obesos, a partir de experimentos com células precursoras de adipócitos isoladas. As células obtidas do depósito subcutâneo mostraram *in vitro* maior capacidade proliferativa que as omentais, mas não foram observadas diferenças na capacidade de diferenciação de pré-adipócitos obtidos dos diferentes sítios. A hipótese do "tamanho crítico", postulada há mais de 20 anos, que prevê a divisão da célula após o aumento de seu volume até um ponto que a inviabilizaria, não tem sido mais aceita. Atualmente, se acredita que, com o aumento das dimensões dos adipócitos, ocorre incremento na produção de adipocinas que, então, levariam à proliferação e diferenciação de pré-adipócitos. Contudo, não existem indícios suficientes de que isso ocorra *in vivo* e, portanto, a importância fisiológica desse processo é ainda questionada.

TECIDO ADIPOSO E FUNÇÃO ENDÓCRINA

A comunicação entre adipócitos e outros tecidos é realizada por diversos fatores. A célula adiposa secreta componentes do sistema renina-angiotensina, IGF-1, adenosina, interleucinas 1 e 6, fator de necrose tumoral alfa (TNFα), fator adiposo induzido por jejum, e, ainda, leptina, resistina, adiponectina e fatores do sistema complemento, entre outros. A secreção de todos esses fatores é heterogênea quando se consideram os vários depósitos anatômicos. Assim, a expressão de leptina, TNFα e adiponectina, por exemplo, é maior no tecido subcutâneo que em outros sítios de deposição, enquanto a de interleucina 6 não mostra diferenças nos depósitos subcutâneo e visceral.[24,29]

Além de citocinas inflamatórias clássicas, os adipócitos produzem adipocinas, citocinas específicas do tecido adiposo, que estão envolvidas com a regulação do metabolismo e controle da ingestão calórica. Entre as adipocinas, podemos destacar:

- *Leptina*: responsável pela modulação do peso corporal (estoques de gordura) e ingestão calórica, via ativação hipotalâmica. Além de sua função anorexígena, a leptina tem papel regulatório nas ilhotas β do pâncreas, na concentração de hormônio do crescimento (GH), na homeostase imunológica, na hematopoiese, na angiogênese, na osteogênese e na função gastrointestinal, na regulação da puberdade, entre outros.

- *Adiponectina*: a concentração circulante de adiponectina aumenta a sensibilidade do organismo à ação da insulina, via fosforilação e ativação do AMPK, e regula o metabolismo energético.[30] No hipotálamo, a adiponectina age aumentando o apetite e diminuindo o gasto energético em roedores, agindo de forma antagônica à leptina.
- *Resistina*: a resistina induz intolerância à glicose e resistência à insulina. Entretanto, o papel dessa adipocina em humanos permanece controverso, pois ela parece estar aumentada não só em obesos, mas também em populações com alta sensibilidade à insulina, como, por exemplo, atletas.
- *Apelina*: adipocina envolvida na função cardiovascular por meio do aumento da contratilidade cardíaca e diminuição da pressão sanguínea.[31]
- *Visfatina*: adipocina que participa da homeostase da glicose, devido ao seu efeito hipoglicemiante.[32]
- *Vaspina*: a vaspina pode desempenhar um papel na sensibilidade à insulina. Em humanos, a vaspina pode ser induzida tanto pelo tecido adiposo visceral quanto pelo subcutâneo.[33]
- *Omentina*: relacionada aos depósitos de tecido adiposo visceral, a ação da omentina parece estar relacionada à regulação da insulina.[34]

CONCLUSÃO

O tecido adiposo, por muitos anos, foi considerado um tecido cuja função estava associada à reserva energética corporal, fazendo também papel de isolante térmico e fornecendo proteção contra choques mecânicos, exclusivamente. Nos últimos anos, entretanto, estudos demonstraram sua heterogeneidade, com função endócrina importante, termogênese e regulação do metabolismo e homeostase. Além disso, sua localização e tipo celulares estão relacionados às suas diferentes funções, inclusive no que concerne à sua ação protetora/prejudicial no aparecimento de comorbidades relacionadas à obesidade e patologias metabólicas.

Concluindo, fica clara a importância da consideração dos aspectos heterogêneos referentes à morfologia, ao metabolismo e à função dos depósitos de sítios anatômicos distintos quando do estudo da fisiologia do tecido adiposo branco e das patologias a ele relacionadas.

COMENTÁRIOS DO AUTOR
Acessando o conteúdo deste QR code você ouvirá orientações do autor sobre este capítulo.

Referências bibliográficas

1. Kershaw EE, Flier JS. Adipose tissue as an endocrine organ. J Clin Endocrinol Metab. 2004 jun; 89(6):2548-56.
2. Friedman JM. Leptin, leptin receptors and the control of body weight. Eur J Med Res. 1997 Jan; 2(1):7-13.
3. Cinti S. Anatomy of the adipose organ. Eating Weight Disord. 2000; 5:132-42.

4. Walther TC, Chung J, Farese RV Jr. Lipid droplet biogenesis. Annu Rev Cell Dev Biol. 2017 Oct; 33:491-510. doi: 10.1146/annurev-cellbio-100616-060608. Epub 2017 Aug 9.

5. Fitzgerald SJ, Janorkar AV, Barnes A, Maranon RO. A new approach to study the sex differences in adipose tissue. J Biomed Sci; 2018.

6. Cinti S. White, brown, beige and pink: A rainbow in the adipose organ. Curr Opin Endocr Metab Res. 2019; 4:29-36.

7. Sell H, Deshaies Y, Richard D. The brown adipocyte: update on its metabolic role. Int J Biochem Cell Biol. 2004 nov; 36(11):2098-104.

8. Villarroya J, Cereijo R, Villarroya F. An endocrine role for brown adipose tissue? Am J Physiol Endocrinol Metab. 2013 Sep 1; 305(5):E567-72. doi: 10.1152/ajpendo.00250.2013. Epub 2013 Jul 9.

9. Gaggini M, Saponaro C, Gastaldelli A. Not all fats are created equal: adipose vs. ectopic fat, implication in cardiometabolic diseases. Horm Mol Biol Clin Investig. 2015 Apr; 22(1):7-18.

10. Jakšić VP, Grizelj D. Under the Surface of Subcutaneous Adipose Tissue Biology. Acta Dermatovenerol Croat. 2016; 24(4):250-60.

11. Perakakis N, Triantafyllou GA, Fernández-Real JM, Huh JY, Park KH, Seufert J, Mantzoros CS. Physiology and role of irisin in glucose homeostasis. Nat Rev Endocrinol. 2017 Jun; 13(6):324-37.

12. Brown DA. Lipid droplets: proteins floating on a poll of fat. Curr Biol. 2001; 11(11):R446-9.

13. Brasaemle DL, Rubin B, Harten IA, Gruia-Gray J, Kimmel AR, Londos C. Perilipin A increases triacylglycerol storage by decreasing the rate of triacylglycerol hydrolysis. J Biol Chem. 2000 Dec; 275(49):38486-93.

14. Cohen AW, Razani B, Schubert W, Williams TM, Wang XB, Iyengar P, et al. Role of caveolin-1 in the modulation of lipolysis and lipid droplet formation. Diabetes. 2004 mai; 53(5):1261-70.

15. Gaggini M, Carli F, Rosso C, Younes R, D'Aurizio R, Bugianesi E, Gastaldelli A. Altered metabolic profile and adipocyte insulin resistance mark severe liver fibrosis in patients with chronic liver disease. Int J Mol Sci. 2019 Dec; 20(24):6333.

16. Cinti S. The adipose organ. Ital J Anat Embryol. 1999 apr-jun; 104(2):37-51.

17. Hammarstedt A, Gogg S, Hedjazifar S, Nerstedt A, Smith U. Impaired adipogenesis and dysfunctional adipose tissue in human hypertrophic obesity. Physiol Rev. 2018 Oct; 98(4): 1911-41.

18. Pond CM. Physiological specialisation of adipose tissue. Prog Lipid Res. 1999 mai; 38(3):225-48.

19. Hausman DB, DiGirolamo M, Bartness TJ, Hausman GJ, Martin RJ. The biology of white adipocyte proliferation. Obes Rev. 2001 nov; 2(4):239-54.

20. Pénicaud L, Cousin B, Leloup C, Lorsignol A, Casteilla L. The autonomic nervous system, adipose tissue plasticity, and energy balance. Nutrition. 2000 Oct; 16(10):903-8.

21. Reynisdottir S, Dauzats M, Thörne A, Langin D. Comparison of hormone-sensitive lipase activity in visceral and subcutaneous human adipose tissue. J Clin Endocrinol Metab. 1997; 82(12):4162-6.

22. Pond C. Adipose tissue, the immune system and exercise fatigue: how activated lymphocytes compete for lipids. Biochem Soc Trans. 2002; 30(2):270-5.

23. Belmonte MA, Aoki MS, Tavares FL, Seelaender MCL. Rat myocellular and perimysial intramuscular triacylglycerol: a histological approach. Med Sci Sports Exerc. 2004 jan; 36(1):60-7.

24. Lafontan M, Berlan M. Do regional differences in adipocyte biology provide new pathophysiological insights? Trends Pharmacol Sci. 2003 Jun; 24(6):276-83.

25. Bertevello PS, Seelaender MCL. Heterogeneous response of adipose tissue to cancer cachexia. Braz J Med Biol Res. 2001 set; 34(9):1161-7.

26. Machado AP, Costa Rosa LFPB, Seelaender MCL. Adipose tissue in Walker 256 tumour-induced cachexia: possible association between decreased leptin concentration and mononuclear cell infiltration. Cell Tissue Res. 2004 dez; 318(3):503-14.

27. Giorgino F, Laviola L, Eriksson JW. Regional differences of insulin action in adipose tissue: insights from in vivo and in vitro studies. Acta Physiol Scand. 2005; 183(1):13-30.

28. Van Harmelen V, Röhrig K, Hauner H. Comparison of proliferation and differentiation capacity of human adipocyte precursor cells from the omental and subcutaneous adipose tissue depot of obese subjects. Metabolism. 2004 May; 53(5):632-7.

29. Klaus S, Keijer J. Gene expression profiling of adipose tissue: individual, depot-dependent, and sex-dependent variabilities. Nutrition. 2004; 20:115-20.

30. Kadowaki T, Yamauchi T, Kubota N. The physiological and pathophysiological role of adiponectin and adiponectin receptors in the peripheral tissues and CNS. FEBS Lett. 2008 Jan; 582(1):74-80.

31. Vázquez MJ, González CR, Varela L, Lage R, Tovar S, Sangiao-Alvarellos S, Williams LM, Vidal-Puig A, Nogueiras R, López M, Diéguez C. Central resistin regulates hypothalamic and peripheral lipid metabolism in a nutritional-dependent fashion. Endocrinology. 2008 Sep; 149(9): 4534-43.

32. Berbée JF, Havekes LM, Rensen PC. Apolipoproteins modulate the inflammatory response to lipopolysaccharide. J Endotoxin Res. 2005; 11(2):97-103.

33. Wang P, Mariman E, Renes J, Keijer J. The secretory function of adipocytes in the physiology of white adipose tissue. J Cell Physiol. 2008 Jul; 216(1):3-13.

34. de Souza Batista CM, et al. Omentin plasma levels and gene expression are decreased in obesity. Diabetes; 2007. PMID: 17329619.

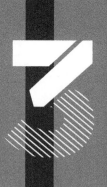

ALTERAÇÕES METABÓLICAS DO SOBREPESO

Luciana Oquendo Pereira Lancha
Antonio Herbert Lancha Junior

SOBREPESO E ALTERAÇÕES METABÓLICAS

O sobrepeso é comumente associado com um conjunto de desordens metabólicas, como hipertensão, aterosclerose, dislipidemia e diabetes *mellitus* não insulinodependente.[1] Essa síndrome tem sido denominada síndrome metabólica ou síndrome X.[2] Os componentes dessa síndrome são caracterizados pela hiperinsulinemia e por diferentes intensidades de resistência à insulina, que explicam a relação entre várias anormalidades e a obesidade.[3]

A distribuição da gordura corporal parece exercer grande influência nas anormalidades associadas à obesidade. Resistência à insulina,[4,5] e anormalidades com glicose,[6] lipídios, ácidos graxos livres (AGL) e seus metabolismos são mais prováveis em indivíduos que possuem obesidade central (abdominal) que naqueles com obesidade inferior (femoral). Mulheres com obesidade central, por exemplo, são mais propensas a diabetes que aquelas que possuem obesidade menor na área abdominal. Veja na **Figura 3.1**, a imagem de tomografia na altura da cicatriz umbilical. Fica evidenciada, em branco, a gordura visceral no centro da imagem e, em preto, na periferia, a gordura subcutânea (marcada com o número 1).

Estudo de Gimeno e cols.,[7] realizado com a população japonesa que reside no Brasil, demonstrou que pessoas portadoras de distúrbios na tolerância à glicose, dislipidemia ou hipertensão, tendiam a possuir IMC maior na fase adulta e ganhavam mais peso em espaço menor de tempo. Esses indivíduos também apresentaram maior relação cintura-quadril. O estudo também demonstrou que o risco de desenvolver distúrbios na tolerância à glicose isoladamente, ou associado à hipertensão e à obesidade abdominal, aumentou para 2% e 15%, respectivamente, por unidade percentual de ganho de peso, quando comparado com indivíduos que mantiveram o peso estável. Outro estudo, realizado por Smith e cols.,[8] demonstrou positiva correlação entre concentração de insulina e balanço lipídico, durante ingestão de dieta rica em lipídio e baixa em carboidrato por indivíduos comuns.

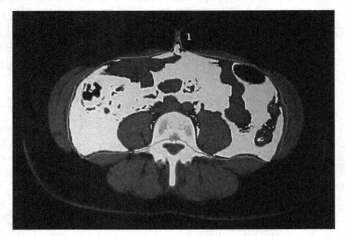

Figura 3.1. *A parte clara da imagem ressalta a gordura visceral (omental).*

Embora a obesidade seja um fator de risco para resistência à insulina e diabetes tipo 2, nem todo indivíduo obeso apresenta essas alterações, mas qualquer excesso de gordura corporal no tecido adiposo intra-abdominal, ou visceral, traz substancialmente maior risco de desenvolvimento de resistência à insulina. Existem amplas evidências de que um ácido graxo não esterificado (NEFA) poderia contribuir para o estado de resistência à insulina observada entre os indivíduos com obesidade visceral. Em humanos, embora haja uma correlação entre o acúmulo de gordura visceral e aumento da chegada de NEFAs para o fígado, a maioria dos NEFAs são originários da circulação sistêmica. Isso sugere que outros fatores podem explicar o perfil metabólico alterado de pacientes obesos viscerais. Há evidências de que o tecido adiposo não é apenas especializado no armazenamento e mobilização de lipídios, mas que também é um órgão endócrino que libera numerosas citocinas, incluindo moléculas pró-inflamatórias, como interleucina (IL) 6 e fator de necrose tumoral-α (TNF-α). Na obesidade, há evidências de infiltração de macrófagos no tecido adiposo, o que poderia contribuir para o perfil inflamatório encontrado em pacientes com acúmulo de gordura abdominal. Níveis plasmáticos de proteína C-reativa (PCR), um marcador inflamatório, preditivo de um risco de infarto do miocárdio, estão aumentados em pacientes com obesidade visceral.

A proteína adiponectina é abundante no sangue e é, especificamente, derivada do tecido adiposo. Ao contrário de adipocinas pró-inflamatórias, níveis de adiponectina são reduzidos em indivíduos obesos, particularmente entre pacientes com excesso de adiposidade visceral. *In vitro* já foi demonstrado que a adiponectina melhora a sensibilidade à insulina e tem ação protetora contra a aterosclerose.

Resumindo, pacientes com obesidade abdominal com excesso de tecido adiposo visceral têm concentrações plasmáticas elevadas de PCR, acompanhadas de níveis elevados de IL-6 e TNF-α e pela redução da adiponectina. No geral, esses resultados levam a um metabolismo alterado do NEFA e juntos explicam a hipótese de o tecido adiposo visceral estar envolvido com a fisiopatologia da síndrome metabólica, que é frequentemente encontrada em pacientes com obesidade visceral. No entanto, outra possibilidade é que o excesso de acúmulo de gordura intra-abdominal representa um marcador da incapacidade relativa do tecido adiposo subcutâneo para atuar como um "estocador de energia", quando um indivíduo tem que lidar com um excedente de calorias devido ao excesso de ingestão e/ou gasto energético reduzido (**Figura 3.2**). Tal déficit relativo na capacidade do tecido

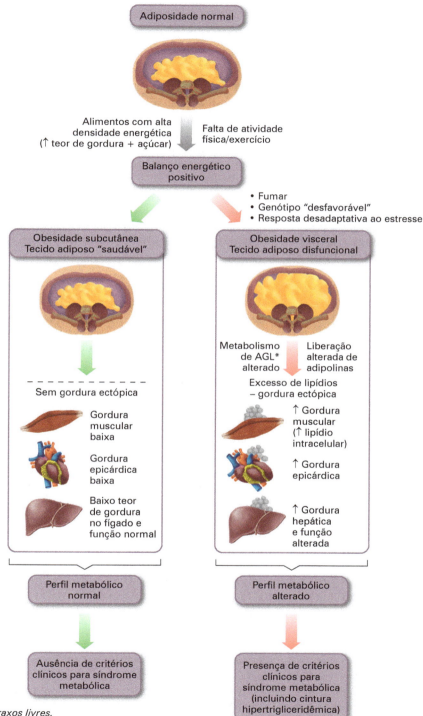

*AGL: ácidos graxos livres.

Figura 3.2. *Adiposidade visceral. (Fonte: Despres et al., 2006.⁹)*

subcutâneo para armazenar o excesso de energia resultaria em aumento do acúmulo de gordura em locais indesejados, como o fígado, músculo esquelético, coração e até mesmo nas células β pancreáticas, um fenômeno que tem sido descrito como deposição de gordura ectópica.

ALTERAÇÕES NO METABOLISMO DE CARBOIDRATO

O estudo da ingestão hiperlipídica vem recebendo muita atenção, especialmente, quanto às alterações na ação da insulina. Já foram observadas tais alterações em ratos com diversos períodos de experimento, como 7 dias,[10] 10 dias,[11] 3 semanas,[12] 4 semanas e 32 semanas.[13] Em cachorros, a captação de glicose (μmol•kg^{-1}•min^{-1}), medida por *clamp* euglicêmico-hiperinsulinêmico, diminuiu de 72 ± 6 para 49 ± 7 após uma semana de alimentação hiperlipídica e para 29 ± 3 após três semanas.[14] O uso de um análogo de glicose marcada (2-deoxiglicose-H^3) possibilitou o estudo da ação da insulina em tecidos isoladamente.[15] Usando essa técnica, trabalhos demonstraram que a resistência à insulina ocorre primeiramente no fígado, em período de tempo muito curto (três dias), seguida de prejuízo na ação insulínica em diversos tecidos como músculos esqueléticos[16] e tecido adiposo branco e marrom em três semanas.[17]

Esses efeitos são dependentes não apenas da quantidade de gordura ingerida, mas também do tipo, em especial do tamanho e número de insaturações.[18] A exposição prolongada de adipócitos a ácidos graxos saturados causou resistência à ação da insulina nessas células;[19] enquanto a maior relação entre lipídios n-6 e n-3 ingeridos na dieta aumentou a insulinemia de jejum, apontando para um efeito protetor dos lipídios poli-insaturados do tipo ω-3 (n-3).[20]

Muitos estudos tentaram identificar as causas das alterações na captação de glicose, em função da alimentação hiperlipídica; no entanto, ainda há muita controvérsia. Provavelmente, o tipo de gordura ingerida influenciaria a composição lipídica das membranas celulares, alterando a sinalização da insulina.[21] Acredita-se também que uma alteração nos transportadores de glicose possa ser a causa do defeito na ação da insulina, principalmente, pela redução nas atividades do transportador de glicose GLUT4, em músculos[22] e também no tecido adiposo,[23] após a administração de dietas hiperlipídicas em ratos. Alguns autores supõem que os aminoácidos poderiam ter importantes implicações nos mecanismos pós-receptor de insulina, dificultando a translocação das vesículas portadoras de GLUT4.[24] Lancha Jr.[25,26] encontrou transporte de glicose prejudicado no músculo esquelético de ratos *Wistar*, suplementados com aspartato (45 mg/kg/dia) e asparagina (45 mg/kg/dia) durante cinco semanas, quando comparados com o grupo-controle (sem suplementação). Como não foi encontrada, nos ratos suplementados, nenhuma alteração na atividade da enzima tirosina quinase (responsável pela alteração conformacional do IRS-1 durante os primeiros eventos intracelulares),[24] os aminoácidos podem ter interferido em qualquer um dos numerosos episódios pós-receptor.[16]

Dessa maneira, o elevado consumo de lipídios e baixo consumo de carboidratos na dieta dos indivíduos obesos[27] seria responsável por elevar a concentração plasmática de ácidos graxos (AG) e reduzir a glicemia. A elevada trigliceridemia favorece a disponibilidade de ácidos graxos livres (AGL) pela ação da lipoproteína lipase (LPL), resultando em maior oxidação de lipídios,[28] como descrito anteriormente. No entanto, para que esse processo seja desencadeado e o ciclo de Krebs aconteça regularmente, há necessidade do fornecimento de oxaloacetato na mesma proporção que acetil-CoA. Em condições normais, quem faz esse papel é inicialmente o glicogênio, com pouca participação da glicose plasmática. Depois, quando ocorre redução desses estoques, a glicose plasmática assume essa função de fornecimento de oxaloacetato pela via glicolítica.[29] Contudo, quando a concentração de glicose está reduzida devido ao jejum ou ao baixo consumo de carboidratos na dieta, por exemplo, o fornecimento de oxaloacetato passa a ser feito pelo processamento de aminoácidos, como isoleucina, valina, aspartato e asparagina, os quais podem ser processados no tecido muscular, a fim de gerar intermediários do ciclo de Krebs (como succinato e oxaloacetato), mantendo o funcionamento do mesmo por vias anapleróticas.[30,31] Esses aminoácidos cedem sua cadeia carbônica para gerar intermediários do ciclo e liberam amônia no interior do tecido muscular.[32] Nesse caso, a amônia liberada na célula muscular será deslocada para o α-cetoglutarato, gerando o glutamato e, com mais uma amônia, glutamina. Esta é, normalmente, utilizada como fonte energética pelas células intestinais e do sistema imunológico. Contudo, mediante a sua alta produção, ocorre estímulo da via das hexosaminas;[33] o que, por fim, gera glicosamina-6-fosfato, além de outros produtos.[34] Essa substância poderia glicosilar algumas proteínas pós-receptor de insulina, prejudicando a captação de glicose.[35-37]

ALTERAÇÕES NO METABOLISMO LIPÍDICO

Alguns autores acreditam que o tipo de lipídio ingerido na dieta também pode influenciar o acúmulo de adiposidade, visto que alguns trabalhos mostram significativa correlação entre percentual de gordura corporal e percentual de gordura saturada e monoinsaturada ingerida na alimentação.[38] Matsuo e Suzuki[39] também encontraram alteração na afinidade dos receptores β-adrenérgicos no tecido adiposo marrom, no coração e no músculo sóleo, decorrente de dieta hiperlipídica rica em ácidos graxos saturados. Awad e Zepp[40] já haviam demonstrado, em 1979, que ratos alimentados com dieta rica em ácidos graxos saturados apresentavam menor taxa de lipólise que animais alimentados com dieta rica em ácidos graxos poli-insaturados, devido à menor atividade da lipase hormônio-sensível. Em outro estudo mais recente, Awad e Chattopadhyay[41] demonstraram que a dieta rica em ácidos graxos saturados altera a composição do triacilglicerol nos adipócitos, modificando a posição dos ácidos graxos. Desse modo, os autores acreditam na possibilidade da redução na atividade lipolítica, resultante da dieta rica em ácidos graxos saturados, consequência de uma menor afinidade entre a lipase hormônio-sensível e o triacilglicerol modificado. Outros autores já demonstraram que a ingestão de ácidos graxos saturados promove o acúmulo de adiposidade por diminuição da atividade da lipoproteína lipase devido à redução da atividade simpática no tecido adiposo marrom, no coração e no músculo esquelético.[39] A atividade do complexo carnitina-palmitoil transferase (CPT) e, consequentemente, a β-oxidação, também foram reduzidas com a ingestão de ácidos graxos saturados.[42] Na revisão escrita por Pan e cols.[43] sobre diferentes tipos de ácidos graxos, alterações nas membranas fosfolipídicas e obesidade, os autores descrevem que, além dos ácidos graxos saturados serem oxidados mais lentamente devido, parcialmente, à reduzida taxa de absorção pelas células intestinais e, subsequentemente, à reduzida taxa de reesterificação, esses ácidos graxos promovem alterações nas membranas celulares que, por fim, reduzem a taxa metabólica basal desses animais, contribuindo para o aumento da adiposidade dos mesmos. Essas alterações nas membranas decorrem de redução nas atividades de enzimas que participam da biossíntese de ácidos graxos denominadas dessaturases, em adaptação à alta ingestão de ácidos graxos saturados. Essa redução resulta em maior disponibilidade de ácidos graxos saturados que acabam compondo as membranas celulares em maior quantidade, aumentando sua saturação. Já foi demonstrado que o aumento da saturação das membranas celulares altera a funcionalidade da bomba de sódio e potássio, reduz o transporte de elétrons nas membranas mitocondriais, entre outras modificações na função de permeabilidade e regulação de transportes pela membrana celular. Sabe-se que, por exemplo, a importância quantitativa do transporte de sódio no consumo energético celular contribui com 20% da taxa metabólica basal em humanos. Segundo Pan e cols.,[43] essas alterações na composição das membranas celulares que, por fim, reduzem as taxas metabólicas basais de animais e humanos que ingerem grande quantidade de ácidos graxos saturados, contribuem para o aumento da adiposidade nessas situações.

COMENTÁRIOS DO AUTOR
Acessando o conteúdo deste QR code você ouvirá orientações do autor sobre este capítulo.

Referências bibliográficas

1. Defronzo RA, Ferrannini E. Insulin resistance: a multifaceted syndrome responsible for NIDDM, obesity, hypertension, dyslipidemia, and atherosclerotic cardiovascular disease. New York: Diabetes Care. 1991; 14:173-94.
2. Ivković-Lazar T, Lepsanović L, Babić L, Stokić E, Tesic D, Medić-Stojanoska M. The metabolic X syndrome: 4 case reports. Med Pregl. 1992; 45(5-6):210-4.
3. Hauner H. Abdominal obesity and coronary heart disease: pathophysiology and clinical significance. Leipzig: Herz. 1995; 20(1):47-55.
4. Evans DJ, Hoffmann RG, Kalkhoff RK, Kissebah AH. Relationship of body fat topography to insulin sensitivity and metabolic profiles in premenopausal women. Philadelphia: Metabolism. 1984a; 33(1):68-75.
5. Evans DJ, Murray R, Kissebah AH. Relationship between skeletal muscle insulin resistance, insulin-mediated glucose disposal, and insulin binding. New Haven: J Clin Invest. 1984b; 74: 1515-25.
6. Jensen MD, Braun JS, Vetter RJ, Marsh HM. Measurement of body potassium with a whole-body counter: relationship between lean body mass and resting energy expenditure. Rochester: Mayo Clin Proc. 1988; 63(9):864-8.
7. Gimeno SG, Ferreira SR, Cardoso MA, Franco LJ, Iunes M. Weight gain in adulthood and risk of developing glucose tolerance disturbance: a study of a Japanese-Brazilian population. Japanese-Brazilian Diabetes Study Group. Tokyo: J Epidemiol. 2000; 10(2):103-10.
8. Smith SR, de Jonge L, Zachwieja JJ, Roy H, Nguyen T, Rood JC, et al. Fat and carbohydrate balances during adaptation to a high-fat. Bethesda: Am J Clin Nutr. 2000; 71(2):450-7.
9. Després JP, Lemieux I. Abdominal obesity and metabolic syndrome. Nature. 2006 dez; 444(7121):881-7.
10. Miller WJ, Sherman WM, Dodd H, Ivy JL. Influence of dietary carbohydrate on skeletal muscle glucose uptake. Bethesda: Am J Clin Nutr. 1985; 41(3):526-32.
11. Grundleger ML, Thenen SW. Decreased insulin binding, glucose transport, and glucose metabolism in soleus muscle of rats fed a high fat diet. New York: Diabetes. 1982; 31(3):232-7.
12. Wilkes JJ, Bonen A, Bell RC. A modified high-fat diet induces insulin resistance in rat skeletal muscle but not adipocytes. Baltimore: Am J Physiol. 1998; 275(4):E679-86.
13. Han DH, Hansen PA, Host HH, Holloszy JO. Insulin resistance of muscle glucose transport in rats fed a high-fat diet: a reevaluation. New York: Diabetes. 1997; 46(11):1761-7.
14. Rocchini AP, Marker P, Cervenka T. Time course of insulin resistance associated with feeding dogs a high-fat diet. Baltimore: Am J Physiol. 1997; 272(1 Pt 1):E147-54.

15. Hansen PA, Gulve EA, Holloszy JO. Suitability of 2-deoxyglucose for in vitro measurement of glucose transport activity in skeletal muscle. Bethesda: J Appl Physiol. 1994; 76(2):979-85.

16. Oakes ND, Cooney GJ, Camilleri S, Chisholm DJ, Kraegen EW. Mechanisms of liver and muscle insulin resistance induced by chronic high-fat feeding. New York: Diabetes. 1997; 46(11): 1768-74.

17. Kraegen EW, Clark PW, Jenkins AB, Daley EA, Chisholm DJ, Storlien LH. Development of muscle insulin resistance after liver insulin resistance in high-fat-fed rats. New York: Diabetes. 1991; 40(11):1397-403.

18. Stein DT, Stevenson BE, Chester MW, Basit M, Daniels MB, Turley SD, et al. The insulinotropic potency of fatty acids is influenced profoundly by their chain length and degree of saturation. New Haven: J Clin Invest. 1997; 100(2):398-403.

19. Hunnicutt JW, Hardy RW, Williford J, McDonald JM. Saturated fatty acid-induced insulin resistance in rat adipocytes. New York: Diabetes. 1994; 43(4):540-5.

20. Del Prete E, Lutz TA, Scharrer E. Transient hypophagia in rats switched from high-fat diets with different fatty-acid pattern to a high-carbohydrate diet. London: Appetite. 2000; 34(2):137-45.

21. Storlien LH, Pan DA, Kriketos AD, O'Connor J, Caterson ID, Cooney GJ, et al. Skeletal muscle membrane lipids and insulin resistance. Chicago: Lipids. 1996b; 31(Suppl):S261-5.

22. Zierath JR, Houseknecht KL, Gnudi L, Kahn BB. High-fat feeding impairs insulin-stimulated GLUT4 recruitment via an early insulin-signaling defect. New York: Diabetes. 1997; 46(2): 215-23.

23. Takahashi Y, Ide T. Effect of dietary differing in degree of unsaturation on gene expression in rat adipose tissue. Basel: Ann Nutr Metab. 1999; 43(2):86-97.

24. Zierath JR. In vitro studies of human skeletal muscle: Hormonal and metabolic regulation of glucose transport. Stockholm: Acta Physiol Scand Suppl. 1995; 626:1-96.

25. Lancha Jr. AH. Atividade física, suplementação nutricional de aminoácidos e resistência periférica à insulina. São Paulo: Rev Paul Educ Fís. 1996; 10(1):68-75.

26. Lancha Jr. AH. Efeito da suplementação de aminoácidos (aspartato e asparagina) sobre o transporte de glicose em músculo esquelético de ratos [tese de livre-docência]. Escola de Educação Física e Esporte da Universidade de São Paulo. São Paulo; 1997a.

27. Lichtenstein AH, Kennedy E, Barrier P, Danford D, Ernst ND, Grundy SM, et al. Dietary fat consumption and health. Mexico: Nutr Rev. 1998; 56(5 Pt 2):S3-28.

28. Hegarty BD, Cooney GJ, Kraegen EW, Furler SM. Increased Efficiency of Fatty Acid Uptake Contributes to Lipid Accumulation in Skeletal Muscle of High Fat-Fed Insulin-Resistant Rats. New York: Diabetes. 2002; 51(5):1477-84.

29. Newsholme EA, Leech AR. Biochemistry for the medical sciences. New York: John Wiley; 1988.

30. Lancha Jr. AH. Papel da geração de oxaloacetato no exercício físico moderado em ratos: consequência da suplementação de aspartato, asparagina e carnitina [tese de doutorado]. Faculdade de Ciências Farmacêuticas da Universidade de São Paulo. São Paulo; 1993.

31. Lancha Jr. AH, Recco MB, Curi R. Pyruvate carboxylase activity in the heart and skeletal muscles of the rat. Evidence for a stimulating effect of exercise. New York: Biochem Mol Biol Int. 1994; 32(3):483-9.

32. Parry-Billings M, Newsholme EA. The possible role of glutamine substrate cycles in skeletal muscle. London: Biochem J. 1991; 279(Pt 1):327-8.

33. Buse MG, Robinson KA, Marshall BA, Hresko RC, Mueckler MM. Enhanced O-GlcNAc protein modification is associated with insulin resistance in GLUT1-overexpressing muscles. Baltimore: Am J Physiol Endocrinol Metab. 2002; 283(2):E241-50.

34. Traxinger RR, Marshall S. Coordinated regulation of Glutamine: Fructose-6-phosphate amidotransferase activity by insulin, glucose, and glutamine. Role of hexosamine biosynthesis in enzyme regulation. Baltimore: J Biol Chem. 1991; 266(16):10148-54.

35. Traxinger RR, Marshall S. Role of amino acids in modulating glucose-induced desensitization of the glucose transport system. Baltimore: J Biol Chem. 1989; 264(35):20910-6.

36. Marshall S, Garvey WT, Traxinger RR. New insights into the metabolic regulation of insulin action and insulin resistance: role of glucose and amino acids. Bethesda: FASEB J. 1991; 5(15): 3031-6.

37. Yki-Järvinen H, Virkamäki A, Daniels MC, McClain D, Gottschalk WK. Insulin and glucosamine infusions increase O-linked N-acetyl-glucosamine in skeletal muscle proteins in vivo. Philadelphia: Metabolism. 1998; 47(4):449-55.

38. Romieu I, Willett WC, Stampfer MJ, Colditz GA, Sampson L, Rosner B, et al. Energy intake and other determinants of relative weight. Bethesda: Am J Clin Nutr. 1988; 47(3):406-12.

39. Matsuo T, Suzuki M. Beef tallow diet decreases lipoprotein lipase activities in brown adipose tissue, heart, and soleus muscle by reducing sympathetic activities in rats. J Nutr Sci Vitaminol (Tokyo). 1994; 40(6):569-81.

40. Awad AB, Zepp EA. Alteration of rat adipose tissue lipolytic response to norepinephrine by dietary fatty acid manipulation. New York: Biochem Biophys Res Commun. 1979; 86(1):138-44.

41. Awad AB, Chattopadhyay JP. Effect of dietary saturated fatty acids on intracellular free fatty acids and kinetic properties of hormone-sensitive lipase of rat adipocytes. Bethesda: J Nutr. 1986; 116(6):1095-100.

42. Takeuchi H, Matsuo T, Tokuyama K, Suzuki M. Effect of dietary fat type on beta-oxidation of brown adipose tissue and Na+ channel density of brain nerve membrane in rats. J Nutr Sci Vitaminol (Tokyo). 1996; 42(2):161-6.

43. Pan DA, Hulbert AJ, Storlien LH. Dietary fats, membrane phospholipids and obesity. Bethesda: J Nutr. 1994; 124(9):1555-65.

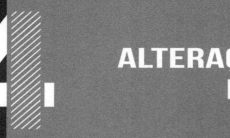

ALTERAÇÕES HORMONAIS DECORRENTES DO SOBREPESO

Cíntia Cercato

INTRODUÇÃO

A obesidade, definida como o acúmulo excessivo de gordura corporal que acarreta prejuízo à saúde do indivíduo, é a mais comum das doenças metabólicas e apresenta prevalência crescente, constituindo um grave problema de saúde pública pela sua alta morbimortalidade.

A regulação do peso corporal é complexa e envolve a interação entre fatores ambientais, genéticos, neuroendócrinos e hormonais. Existem diversas evidências na literatura de que alterações hormonais podem estar associadas ao ganho de peso. Por outro lado, a presença da obesidade pode se acompanhar de alterações na homeostase da secreção de determinados hormônios, que podem contribuir para perpetuar o quadro de excesso de peso.

O objetivo deste capítulo é revisar aspectos fisiológicos da secreção dos principais hormônios, avaliando seu papel na regulação do peso corporal, bem como alterações em sua secreção que podem estar associadas ao quadro de obesidade.

FISIOLOGIA DA SECREÇÃO HORMONAL

Os hormônios influenciam praticamente todas as funções dos sistemas corporais. Frequentemente, o sistema endócrino interage com o sistema nervoso, formando mecanismos reguladores bastante precisos. O sistema nervoso pode fornecer ao endócrino a informação sobre o meio externo, ao passo que o sistema endócrino regula a resposta interna do organismo a essa informação. Dessa maneira, o sistema endócrino, juntamente com o sistema nervoso, atua na coordenação e regulação das funções corporais.

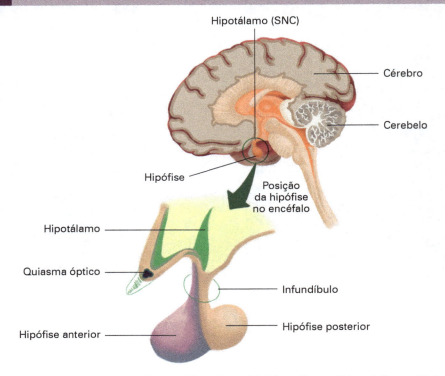

Figura 4.1. *Representação do sistema hipotálamo-hipófise. (Fonte: César & Cezar. Biologia 2. São Paulo, Editora Saraiva, 2002.)*

O hipotálamo e a glândula hipofisária formam uma unidade que exerce controle sobre a função de muitas glândulas endócrinas – tireoide, adrenais, gônadas etc. A hipófise é uma pequena glândula com cerca de 1 cm de diâmetro, com peso de 0,5-1 g. No ser humano, a hipófise é dividida em dois lobos, o lobo anterior ou adeno-hipófise (constituindo 80% do volume total da glândula) e o lobo posterior ou neuro-hipófise, com origens embriológicas distintas. Quase todas as secreções da adeno-hipófise são controladas por sinais hormonais ou nervosos provenientes do hipotálamo (**Figura 4.1**). Os principais hormônios produzidos e liberados pela adeno-hipófise incluem: o hormônio de crescimento (GH), que é essencial para o desenvolvimento do esqueleto; o hormônio estimulador da tireoide (TSH), que controla o funcionamento normal dessa glândula; e o hormônio adrenocorticotrófico (ACTH), que controla a atividade do córtex suprarrenal. A prolactina inicia a secreção mamária durante a lactação. O folículo-estimulante (FSH) e o hormônio luteinizante (LH) estão envolvidos na regulação da secreção dos hormônios sexuais pelos ovários e testículos.

HORMÔNIO DE CRESCIMENTO (GH)

Fisiologia da secreção de GH

O GH é um hormônio com 191 aminoácidos. A secreção de GH é baixa na maior parte do dia, com ritmo ultradiano, com pulsos que ocorrem na primeira fase do sono. Além da variação diurna, a secreção de GH varia também com a idade, o estado metabólico (p. ex., hipoglicemia e desnutrição estimulam secreção de GH) e o estímulo do estresse e exercício.

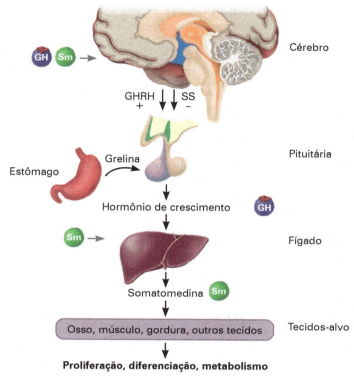

Figura 4.2. *Eixo GH/IGF-1.*

O controle da secreção de GH pela hipófise é feito pelo hipotálamo por meio de dois fatores: um de liberação, o GHRH (*growth hormone releasing hormone*); e um de inibição, a somatostatina. Recentemente, foi identificada a grelina, um peptídeo produzido pelas células do fundo gástrico, que tem um efeito potente sobre a liberação de GH e apresenta efeito sinérgico quando administrada com GHRH. Contudo, a contribuição da grelina para a regulação da secreção de GH ainda não foi completamente esclarecida. Sabe-se que, além de agir como potente secretagogo de GH, a grelina tem efeitos orexigênicos (promovendo a alimentação) e pode agir na regulação da utilização de energia.

O GH tem efeitos fisiológicos diretos e indiretos mediados pelo fator de crescimento insulina-símile 1 (IGF-1), que é produzido pelo fígado e pelos tecidos-alvo. O controle da secreção de GH envolve a contrarregulação exercida pelo IGF-1 tanto na hipófise quanto no hipotálamo ("*feedback* negativo"). Além disso, o GH controla sua própria secreção, aumentando a liberação de somatostatina no hipotálamo (**Figura 4.2**).

Ações do GH

A função primária do GH é a promoção do crescimento linear. Esse efeito é basicamente mediado pelo IGF-1. Além da indução do crescimento, uma importante função do GH é a regulação da distribuição dos nutrientes. O GH acentua a oxidação dos ácidos graxos. Isso é alcançado pelo aumento da lipólise do tecido adiposo e/ou redução do estoque de triglicérides, reduzindo a massa de gordura corporal. O efeito do GH no metabolismo de gordura não é IGF-1-dependente.

Além disso, o GH tem efeito anabólico proteico e também efeito diabetogênico; este último pela habilidade (direta ou indireta) do GH em aumentar a produção endógena de glicose e inibir a captação de glicose intracelular, elevando assim os níveis de glicose plasmática. A exposição prolongada ao GH pode levar à falência de células-β pancreáticas com secreção deficiente de insulina, resultando em hiperglicemia e, eventualmente, diabetes *mellitus*.

Secreção de GH na obesidade

O papel do GH na obesidade é complexo e, muitas vezes, controverso. A obesidade se caracteriza por um estado de hipossomatotropismo relativo, com diminuição da resposta do GH a vários estímulos conhecidos. Diversos estudos já comprovaram que o aumento do índice de massa corporal (IMC) está relacionado a uma diminuição na meia-vida, na produção, na frequência e na amplitude dos episódios secretórios do GH. De uma maneira geral, a taxa de secreção e produção do GH diminui em 6% para cada unidade aumentada no IMC e é quase quatro vezes menor em pacientes obesos do que em pacientes de peso normal. Todas essas alterações são, entretanto, reversíveis com a perda de peso, chegando à normalização em casos em que o emagrecimento é maciço.

Apesar da deficiência de GH levar ao acúmulo de gordura na região abdominal (distribuição visceral de gordura), a obesidade visceral por si também resulta em uma redução secundária na concentração de GH. O *pool* de GH em 24 horas se mostrou inversamente relacionado com a gordura visceral. Isso sugere que a inibição do eixo do GH está mais relacionada com a gordura visceral do que com o grau de obesidade.

Algumas teorias que tentam explicar a secreção alterada de GH na obesidade envolvem o aumento da concentração de leptina, insulina e ácidos graxos livres (AGL). A quantidade de tecido adiposo está diretamente relacionada aos níveis plasmáticos dos AGL, sendo que os AGL estão mais aumentados em pacientes com obesidade visceral. Níveis elevados de AGL também interferem na resposta do GH a diversos estímulos conhecidos, inclusive ao GHRH. Trabalhos utilizando acipimox, uma droga que inibe a liberação de AGL perifericamente, demonstraram que o bloqueio na liberação do GH é reversível quando existe uma diminuição significativa dos AGL.

A hiperinsulinemia também é um dos fatores reguladores do eixo somatotrófico na obesidade. Já foi demonstrado que a insulina exerce efeito inibitório direto na liberação de GH pela célula somatotrófica. Níveis elevados de insulina também estão associados ao aumento da fração livre da IGF-1. Isso levaria a um aumento nos níveis de somatostatina, contribuindo para o bloqueio da liberação de GH. Além disso, os efeitos da insulina parecem ser potencializados pelos AGL.

Ainda existem diversas dúvidas a respeito do papel da leptina na regulação do eixo somatotrófico. Foi demonstrado que os níveis de leptina correlacionam-se inversamente com os níveis de GH, tanto em crianças como em adultos.

Administração de GH na obesidade

A baixa concentração de GH na obesidade visceral levou à administração desse hormônio em indivíduos obesos. Devido ao seu efeito lipolítico, seria esperado perda de peso e, devido ao seu efeito anabólico proteico, seria esperada uma proteção contra o balanço nitrogenado negativo frequentemente acompanhado nas dietas hipocalóricas. Além disso, o GH poderia estar associado a uma redução de gordura visceral com melhora dos efeitos metabólicos dessa distribuição.

O racional para essas expectativas é suportado por estudos de reposição de GH em pacientes com deficiência primária de GH que apresentaram aumento de massa muscular e redistribuição da gordura intra-abdominal para depósitos periféricos após a administração crônica do hormônio.

Realizamos, no Grupo de Obesidade e Síndrome Metabólica do Hospital das Clínicas da Faculdade de Medicina da Universidade de São Paulo, um estudo prospectivo, randomizado, duplo-cego, em 40 homens não diabéticos de 20 a 50 anos com distribuição visceral de gordura, tratados com GH (0,050 U/kg/dia) ou placebo por três meses. O objetivo desse estudo foi avaliar os efeitos do GH sobre composição corporal e fatores de risco cardiovascular na obesidade visceral. Observou-se redução de peso (3,5 ± 2,9 kg), IMC (1,2 ± 1,0 kg/m^2), relação cintura/quadril (0,04 ± 0,01 cm) e massa adiposa (2,4 ± 1,0 kg), bem como colesterol total (4,0 ± 3,3 mg/dL) e LDL-colesterol (5,7 ± 2,7 mg/dL) no grupo GH, com variações percentuais significativas em relação ao placebo. Apesar desses achados em nosso grupo, os benefícios e riscos do uso de GH em pacientes obesos, em longo prazo, ainda são desconhecidos.

Em uma meta-análise de 16 estudos publicados sobre a administração de GH em obesos com distribuição predominantemente central de gordura, não se encontraram evidências para benefícios metabólicos da administração de GH na obesidade na ausência de deficiência de GH verdadeira. Pelo contrário, quase todos os estudos relataram efeitos negativos do GH no metabolismo de glicose. Portanto, apesar da perda de gordura visceral ser atingida com a administração de GH, esse benefício é perdido pela piora da resistência insulínica induzida pelo GH. Além disso, a administração de GH foi acompanhada de outros efeitos colaterais, como retenção hídrica, artralgias e síndrome do túnel do carpo.

Portanto, apesar dos níveis de GH serem reduzidos na obesidade, particularmente do tipo visceral, a perda de peso pode restaurar a secreção normal desse hormônio. O uso exógeno de GH com objetivo de perda de peso não é recomendado, uma vez que sua eficácia e segurança em longo prazo não foram ainda comprovadas.

HORMÔNIOS DA TIREOIDE

Fisiologia do sistema tireoidiano

A tireoide é uma glândula endócrina, localizada na porção mediana e inferior do pescoço (**Figura 4.3**). A glândula é dividida anatomicamente em lobo direito, lobo esquerdo e istmo. Encontra-se localizada em frente à laringe e à traqueia, pesando em torno de 20 g. Essa glândula regula uma série de processos metabólicos no organismo, por meio da liberação dos hormônios tireoidianos tiroxina (T4) e tri-iodotironina (T3).

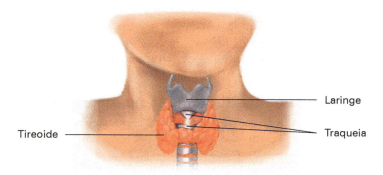

Figura 4.3. *Glândula tireoide.*

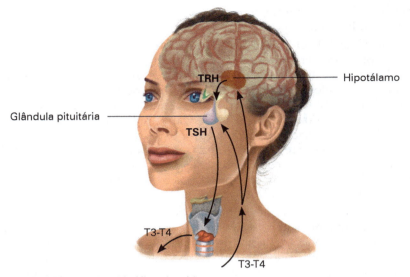

Figura 4.4. *Eixo hipotálamo-hipófise-tireoide.*

O processo de síntese hormonal na tireoide é relativamente complexo, envolvendo várias etapas. Inicialmente, deve haver na alimentação uma quantidade de iodo, o que normalmente é feito por adição ao sal que ingerimos. Tal quantidade é estimada em cerca de 50 mg/ano ou mais ou menos 1 mg/semana (na espécie humana), o que pode variar entre espécies, dependendo do peso corporal ou até mesmo do metabolismo maior ou menor apresentado pelo animal.

O início do processo secretor apresenta diversos níveis de controle: o hipotálamo, a hipófise, a tireoide e a conversão periférica do T4 em T3. O hipotálamo secreta o TRH (hormônio liberador do TSH), que estimula os tireotrofos hipofisários a secretar o TSH (hormônio estimulador da tireoide). O TSH tem alta afinidade aos receptores localizados na glândula tireoide, estimulando a captação do iodeto, promovendo a hormonogênese e liberação da tiroxina (T4) e tri-iodotironina (T3). A secreção de TSH pode também causar um aumento no tamanho e vascularização da glândula. A secreção do TSH é pulsátil, apresentando um ritmo circadiano em que há elevação noturna do TSH, com pico de secreção ocorrendo entre 21 h e 2 h da manhã. Em relação à idade, há um aumento do TSH no neonato horas após o parto, devido à liberação do TRH pelo estresse. Depois, não se observa diferença na secreção de acordo com a idade, a não ser na senilidade, quando pode ocorrer uma redução discreta dos níveis de TSH. A produção do TSH é também regulada por meio dos níveis circulantes dos hormônios tireoidianos ("*feedback* negativo"). O T4 sofre conversão intra-hipofisária e intra-hipotalâmica para T3, que regula negativamente a síntese e secreção de TSH e de TRH (**Figura 4.4**).

Efeitos dos hormônios tireoidianos no metabolismo

Os efeitos dos hormônios tireóideos são muitos e pode-se dizer que agem em todos os tecidos do corpo, tendo como uma das principais funções o aumento do metabolismo, por meio do aumento da atividade mitocondrial celular. Na ausência completa de hormônios tireoidianos, a taxa metabólica basal pode ser reduzida em 30% ou mais. Já na presença de excesso de hormônios tireoidianos, a taxa metabólica basal pode aumentar até 60-100% acima do normal.

Relação entre hormônios tireoidianos e peso

Sabe-se que existe uma relação complexa entre doença tireoidiana, peso corporal e metabolismo. Os hormônios tireoidianos, como citado anteriormente, interferem com a taxa metabólica basal. Diferenças na taxa metabólica basal são associadas com mudanças no balanço energético. Por esse motivo, a variação na concentração dos hormônios tireoidianos pode estar associada a modificações do peso corporal.

Quando se administra T4 ou T3 a um animal, a síntese proteica aumenta em quase todos os tecidos do organismo. Porém, um grande excesso de hormônios tireoidianos pode provocar um catabolismo proteico mais rápido do que a síntese, de modo que as reservas de proteína são mobilizadas. Do ponto de vista clínico, o excesso de hormônios tireoidianos se acompanha de perda de peso, especialmente de massa magra, devido ao catabolismo proteico acelerado.

Já na deficiência de hormônios tireoidianos (estados de hipotireoidismo), ocorre uma diminuição da TMB, e esses estados são geralmente associados com algum ganho de peso. O ganho de peso é, frequentemente, maior em indivíduos com hipotireoidismo mais severo. É importante ressaltar que a diminuição na TMB, promovida por estados de hipotireoidismo, é muito menos "dramática" do que o grande aumento da TMB visto nos estados de hipertireoidismo, levando a alterações muito mais modestas do peso corporal nas hipofunções tireoidianas.

A causa do ganho de peso nos pacientes hipotireóideos é também complexa, e não está relacionada apenas ao acúmulo de gordura corporal. Muito do peso acumulado nesses indivíduos deve-se à retenção de sal e água. Ganho excessivo de peso raramente é associado com hipotireoidismo. Em geral, apenas 2-4 kg de peso podem ser atribuíveis à tireoide, dependendo da gravidade do hipotireoidismo. Uma vez que o quadro de hipotireoidismo é tratado, espera-se alguma perda de peso. Quando a função tireoidiana é restaurada para níveis normais, a habilidade de um indivíduo ganhar ou perder peso é a mesma que indivíduos que não têm doença tireoidiana.

Portanto, a crença popular de que a tireoide é a grande culpada da obesidade de um indivíduo não tem fundamento.

Pesquisas recentes têm demonstrado que pessoas com obesidade podem ter níveis de TSH discretamente mais elevados com valores de T4 e T4 livre normais. A leptina aumentada – como visto em pessoas com obesidade – aumenta a secreção do TRH. Existe uma correlação entre os níveis de leptina e TSH. Essas alterações costumam reverter completamente com a perda de peso.

Uso de hormônios da tireoide para tratamento da obesidade

O uso de hormônios tireoidianos com o intuito de emagrecimento em indivíduos com função tireoidiana normal é condenado de forma unânime pelas Sociedades Científicas de todo o mundo. No Brasil, entretanto, ainda têm sido frequentemente utilizados em fórmulas manipuladas para emagrecer, de maneira muitas vezes irresponsável. Quase sempre o paciente ignora que está fazendo uso de hormônios nessas fórmulas. A dose excessiva desses medicamentos pode levar a diversos riscos para a saúde, como taquicardia, hipertensão arterial, nervosismo, dificuldade de concentração, irritabilidade e insônia. A perda de peso induzida por esses hormônios leva, principalmente, à perda de massa muscular, além de poder promover perda de massa óssea.

No Grupo de Obesidade e Síndrome Metabólica do Hospital das Clínicas da Faculdade de Medicina da Universidade de São Paulo, foi realizado estudo em 103 mulheres obesas com o objetivo de determinar a eficácia e tolerabilidade de quatro substâncias calorigênicas para perda de peso, dentre elas a tri-iodotironina (T3). Não houve diferença na perda de peso induzida pelo hormônio tireoidiano em relação ao grupo que recebeu placebo. Houve uma maior redução de massa magra no grupo que recebeu T3, porém essa diferença não foi significativa.

Assim sendo, o uso de hormônios da tireoide deve ser restrito a pacientes com deficiência do hormônio, não devendo ser administrados a indivíduos com função tireoidiana normal.

GLICOCORTICOIDES

Fisiologia do eixo hipotálamo-hipófise-adrenal

Os glicocorticoides, hormônios sintetizados no córtex adrenal, têm uma ação antagônica periférica à ação da insulina, evitando a entrada de glicose nos músculos e adipócitos. Exercem também um efeito estimulador na formação do glicogênio hepático, protegendo, por exemplo, o organismo contra uma privação alimentar prolongada. Além disso, propiciam mobilização de gordura depositada, ocorrendo hiperlipidemia e hipercolesterolemia, nos casos de altos níveis plasmáticos de cortisol. Os glicocorticoides também atuam sobre o metabolismo proteico. Ocorre estímulo à degradação proteica e inibição na sua síntese ao nível de músculos, tecidos adiposo, linfoide e conjuntivo, e na pele. Não há efeito importante sobre proteínas presentes nos tecidos cerebral e cardíaco, e, por outro lado, não ocorre alteração na síntese proteica hepática.

A produção do cortisol pelo córtex adrenal está intimamente integrada a uma regulação do eixo hipotálamo-hipófise-adrenal (HHA). A secreção do cortisol é controlada por um mecanismo de *feedback* negativo: o hipotálamo libera hormônio liberador de corticotropina (CRH); a adeno-hipófise, influenciada, libera corticotropina (ACTH); e o ACTH encontra suas células-alvo no córtex da adrenal, causando alteração na síntese proteica dessa célula, que produzirá os glicocorticoides. Níveis elevados de glicocorticoides influenciam negativamente tanto a secreção hipofisária quanto a hipotalâmica, exercendo o autocontrole (**Figura 4.5**).

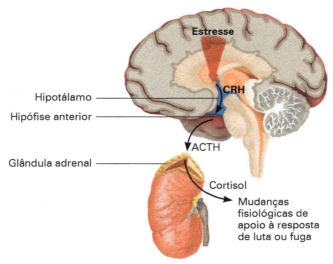

Figura 4.5. *Eixo hipotálamo-hipófise-adrenal.*

Efeitos do glicocorticoide na obesidade

Existem diversas evidências do papel dos glicocorticoides no ganho de peso. Estudos experimentais clássicos demonstraram que a adrenalectomia em camundongos geneticamente obesos reduziu o ganho de peso corpóreo. O tratamento dos camundongos adrenalectomizados com cortisona aumentou, significativamente, o ganho de peso de maneira dose-dependente. Esses dados documentaram a importância da glândula adrenal e seus esteroides na regulação do peso.

Mecanismos envolvidos no ganho de peso induzido pelos glicocorticoides

Diversos trabalhos na literatura têm investigado de que maneira os glicocorticoides participam na regulação do peso corpóreo. Os principais mecanismos envolvidos parecem incluir aumento do apetite, maior diferenciação de adipócitos e lipogênese aumentada.

Efeito orexigênico dos glicocorticoides

O controle do apetite envolve a interação entre sinalizadores periféricos do estoque de energia com núcleos hipotalâmicos que elaboram e emitem indicadores orexigênicos e anorexigênicos. A descoberta da proteína leptina permitiu o maior conhecimento dos mecanismos que controlam a ingestão alimentar, que envolvem uma alça de retroalimentação, na qual a periferia (tecido adiposo) comunica o estado dos depósitos de energia ao sistema nervoso central (SNC) (circuitos hipotalâmicos reguladores do apetite), e este, por sua vez, ativa uma alça de vias efetoras. A leptina é um hormônio sintetizado e secretado primariamente nos adipócitos, e seu nível circulante correlaciona-se com a quantidade de gordura corporal. A leptina age em circuitos hipotalâmicos reguladores do apetite, modulando sua função. A presença de leptina favorece a maior expressão de neuropeptídeos anorexigênicos, enquanto a sua ausência ou a resistência à sua ação favorece ativação da via orexigênica.

Glicocorticoides agem diretamente no tecido adiposo, e aumentam a síntese e secreção de leptina em ratos e humanos. Porém, apesar dos glicocorticoides aumentarem a secreção de leptina, eles agem limitando seus efeitos centrais na redução do apetite, favorecendo a ativação de vias orexigênicas.

Efeito adipogênico dos glicocorticoides

Adipogênese refere-se ao processo de diferenciação do pré-adipócito em adipócito maduro. Caracteriza-se por mudanças no citoesqueleto, no transporte e metabolismo lipídico e na responsividade aos hormônios, especialmente sensibilidade à insulina. Esse processo envolve mudanças na expressão de mais de 300 proteínas. A diferenciação adipocitária *in vitro* é acelerada pelo glicocorticoide, que interfere na expressão de vários fatores transcricionais. Assim, um modo dos glicocorticoides induzirem ganho de peso refere-se a seu importante efeito estimulante sobre a diferenciação de adipócitos.

Efeito lipogênico dos glicocorticoides

Um importante determinante do estoque de triglicérides no adipócito é a atividade da enzima lipoproteína lipase (LPL). A LPL catalisa a hidrólise de triglicérides para ácidos graxos livres, que podem então ser reesterificados e estocados no adipócito. Portanto, variações na atividade da LPL têm um papel central no controle do acúmulo de gordura.

Estudos demonstraram que glicocorticoides têm um grande efeito estimulante na atividade da LPL no tecido adiposo.

Obesidade e hiperatividade do eixo hipotálamo-hipófise-adrenal (HHA)

Existem diversas evidências na literatura de que há uma maior ativação do eixo HHA em pacientes obesos, particularmente naqueles com distribuição central de gordura. Pasquali e cols., em 1993, demonstraram que mulheres com obesidade central apresentaram um aumento significativo de cortisol e ACTH após estímulo com CRH em relação a pacientes-controle não obesas, ou mulheres com obesidade periférica. O estímulo com ACTH também levou ao maior aumento de cortisol em mulheres com obesidade central. Além disso, Pasquali e cols., em 1998, demonstraram anormalidades na secreção pulsátil de ACTH em obesas. Nesse estudo, ficou demonstrado que mulheres obesas apresentavam um aumento da frequência de pulsos de ACTH em relação ao grupo-controle.

Os mecanismos responsáveis por essas anormalidades ainda são incertos. Podem ser secundários a uma alteração neuroendócrina primária, levando ao aumento da sensibilidade dos corticotrofos ao CRH, ou maior fluxo de CRH através da hipófise.

Alternativamente, uma anormalidade no metabolismo dos glicocorticoides, levando ao maior *clearance* metabólico de cortisol, poderia estimular o eixo HHA para compensar as alterações periféricas. Assim, a hiperatividade do eixo HHA pode levar ao aumento da produção de cortisol, porém com níveis circulantes normais, devido a uma elevada taxa de *turnover*. Esse, portanto, poderia ser um dos mecanismos implicados no aumento da atividade glicocorticoide encontrado em determinados casos de obesidade. A perda de peso é acompanhada de reversão dessas alterações.

HORMÔNIOS SEXUAIS

O eixo hipotálamo-hipófise-gonadal nos homens

O hipotálamo é o centro integrador do eixo reprodutivo, e recebe mensagens do sistema nervoso central e dos testículos para a regulação da produção e secreção de hormônio liberador de gonadotropina (GNRH). Os neurotransmissores e neuropeptídeos exercem influência tanto inibidora como condicionante sobre o hipotálamo. O hipotálamo libera o GNRH de forma pulsátil, o que parece ser essencial para estimular a produção e a liberação de hormônio luteinizante (LH) e hormônio folículo-estimulante (FSH). É interessante e paradoxal constatar que, após a estimulação dessas gonadotropinas, a exposição constante ao GNRH resulta na inibição da sua liberação.

O LH e o FSH são produzidos na pituitária anterior e secretados de maneira intermitente em resposta à liberação pulsátil de GNRH. O LH e o FSH ligam-se a receptores específicos nas células de Leydig e nas células de Sertoli que se encontram nos testículos. A testosterona é secretada, intermitentemente, pelas células de Leydig em resposta aos pulsos de LH, apresentando padrão diurno, no qual o nível máximo de secreção ocorre cedo de manhã e níveis mínimos no fim da tarde ou início da noite. Aparentemente, também existe retroalimentação intratesticular de alça ultracurta, de tal maneira que a testosterona exógena se sobreporá ao efeito do LH e inibirá a produção de testosterona.

A atividade biológica dos androgênios é exercida em órgãos-alvo que contêm proteínas de receptores específicos de androgênios. A testosterona deixa a circulação sanguínea e penetra as células-alvo, onde é convertida em um androgênio mais potente, a di-hidrotestosterona, pela enzima 5-alfa-redutase. As principais funções dos androgênios nos tecidos-alvo são: 1) regular a secreção de gonadotrofina pelo eixo hipotalâmico-pituitário; 2) iniciar e manter a espermatogênese; 3) diferenciar os sistemas genitais interno e externo durante o desenvolvimento fetal; e 4) promover o amadurecimento sexual na puberdade.

O eixo hipotálamo-hipófise-gonadal nas mulheres

O hipotálamo, por meio da produção de GNRH, controla a liberação pela hipófise das gonadotrofinas FSH e LH. O FSH e o LH são os hormônios hipofisários que controlam a função ovariana, comandando os processos de maturação folicular, ovulação, formação do corpo amarelo e síntese dos esteroides sexuais (estrogênio e progesterona). Os estrogênios produzidos nos ovários sob o comando gonadotrófico hipofisário exercem, por sua vez, ações retroativas, tanto negativas quanto positivas, sobre os centros hipotalâmicos responsáveis pela produção do GNRH.

Os dois hormônios ovarianos, o estrogênio e a progesterona, são responsáveis pelo desenvolvimento sexual da mulher e pelo ciclo menstrual. O estrogênio induz as células de muitos locais do organismo a proliferar, isto é, a aumentar em número. Por exemplo, a musculatura lisa do útero aumenta tanto que o órgão, após a puberdade, chega a duplicar ou, mesmo, a triplicar de tamanho. Provoca o desenvolvimento das mamas e a proliferação dos seus elementos glandulares e, finalmente, leva o tecido adiposo a concentrar-se, na mulher, em áreas como os quadris e coxas, favorecendo a distribuição glúteo-femoral da gordura corporal, ao invés da distribuição visceral.

A progesterona está principalmente relacionada com o grau da atividade secretória das glândulas mamárias e, também, das células que revestem a parede uterina, acentuando o espessamento do endométrio. O ciclo menstrual na mulher é causado pela secreção alternada dos hormônios folículo-estimulante e luteinizante, pela pituitária (hipófise) anterior (adeno-hipófise), e dos estrogênios e progesterona, pelos ovários.

Efeito da obesidade no eixo gonadotrófico

A obesidade altera o eixo gonadotrófico de diferentes maneiras em homens e mulheres. Em homens, existe uma diminuição dos níveis plasmáticos de testosterona total e livre, redução da proteína transportadora dos hormônios sexuais (SHBG), redução da liberação de LH e um aumento nos níveis de estradiol. O hipogonadismo relacionado à obesidade em homens é ocasionado tanto por uma diminuição das gonadotrofinas como por uma inibição direta da produção de testosterona.

A explicação para o hipogonadismo poderia vir por meio da leptina. Esta parece interferir com a produção de androgênios pelos testículos, já tendo sido demonstrado que a hiperleptinemia está relacionada a níveis baixos de testosterona. A identificação de receptores de leptina nos testículos sugere que pode existir um bloqueio periférico na produção dos androgênios. Quanto maior o grau de obesidade, principalmente visceral, maior a inibição testicular e menores os valores de testosterona total e livre.

O excesso de tecido adiposo relaciona-se a um aumento da atividade de uma enzima chamada aromatase. A hiperatividade dessa enzima aumenta a conversão periférica de testosterona para estradiol, contribuindo para o hipogonadismo, por induzir supressão na liberação do LH. A inflamação de baixo grau associada a obesidade, bem como a resistência à ação da insulina, também podem influenciar na pulsatilidade do LH.

Nas mulheres, por sua vez, existe um aumento dos níveis de testosterona e das gonadotrofinas, além de uma diminuição nos níveis de estradiol e da SHBG. A obesidade, em mulheres, altera o eixo gonadotrófico de maneira oposta aos homens. O aumento da atividade da aromatase, relacionado à quantidade de tecido adiposo, está associado a uma elevação dos níveis de estrona, que, por sua vez, leva a uma maior secreção de LH pela hipófise, com diminuição do FSH. A resposta ovariana ao excesso de LH é um aumento da produção de androgênios. Dessa maneira, os níveis de testosterona encontram-se aumentados em mulheres com obesidade. Já a diminuição dos níveis de FSH interfere com a maturação do folículo ovariano, o que condiciona uma diminuição nos níveis de estradiol. A ocorrência dessas alterações é responsável pela alta prevalência de irregularidade menstrual em mulheres obesas.

A resistência à insulina também leva a alterações no eixo gonadotrófico em mulheres. A hiperinsulinemia está associada a um aumento direto da produção de androgênios pelo ovário e à diminuição das SHBG, o que aumenta a fração livre da testosterona, favorecendo o aumento de pelos corporais (hirsutismo) em mulheres.

Hipogonadismo associado à obesidade masculina

Indivíduos com obesidade têm maior chance de desenvolver hipogonadismo com baixos níveis de testosterona e SHBG, além de LH e FSH inadequadamente normais pelos mecanismos fisiopatológicos descritos antes. Níveis baixos de testosterona são fatores preditivos positivos para o desenvolvimento futuro de diabetes tipo 2 e síndrome metabólica. Pacientes com hipogonadismo têm maior resistência à ação da insulina e mais complicações metabólicas. Sendo assim, é importante avaliar a função gonadal em homens obesos. Uma vez estabelecido o diagnóstico de hipogonadismo, o tratamento com testosterona pode ser impactante não apenas para as queixas associadas a deficiência de testosterona (sintomas sexuais), mas também na melhora dos fatores metabólicos, bem como menor progressão para diabetes do tipo 2. Estudos demonstram melhora da composição corporal com aumento de massa magra e redução de gordura visceral. A terapia de reposição com testosterona promove prejuízo na espermatogênese, e pacientes com desejo de fertilidade podem ser candidatos ao uso de citrato de clomifeno.

Realizamos, no Hospital das Clínicas da Faculdade de Medicina da USP, um estudo randomizado, duplo-cego, controlado por placebo com o uso de citrato de clomifeno na dose de 50 mg ao dia em homens com hipogonadismo associado à obesidade com duração de 12 semanas. Foram randomizados 78 pacientes obesos com média de idade de 36,5 ± 7,8 e redução dos níveis de testosterona abaixo de 300 ng/dL associada a sintomas. Houve aumento significativo de testosterona total, LH, FSH, estradiol, além de aumento na massa magra, massa livre de gordura. O uso do clomifeno foi associado a melhora do perfil hormonal e da composição corporal, podendo ser considerado uma terapia útil em pacientes com hipogonadismo associado a obesidade que pretendem manter a fertilidade.

Administração de testosterona em obesos não hipogonádicos

Um grande número de trabalhos tem demonstrado que os andrógenos têm efeitos anabólicos diretos no músculo esquelético. A administração de testosterona a homens que têm deficiência (hipogonadismo) é associada com aumento de massa magra e redução de gordura corporal. Os efeitos da testosterona são linearmente correlacionados com a dose administrada e os níveis circulantes do hormônio. Assim, a administração de testosterona a homens sem deficiência do hormônio poderá levar a um ganho adicional de massa muscular e a uma diminuição de gordura corporal. A administração de andrógenos também é associada ao aumento de força muscular, porém, não foi demonstrado que a suplementação de testosterona melhore a função física e o estado de saúde. Apesar de se acreditar que a testosterona aumenta o apetite, isso ainda não foi bem documentado.

Devido aos efeitos sobre a massa muscular, o uso de andrógenos em indivíduos sem deficiência de testosterona tem sido utilizado por pessoas saudáveis e de maneira indiscriminada. Considerando os trabalhos publicados até o presente, pode-se concluir que o uso abusivo de esteroides anabolizantes apresenta alta incidência de efeitos indesejáveis em curto prazo, que incluem atrofia do testículo com impotência sexual, ginecomastia (aparecimento de glândula mamária), dificuldade para dormir, hipertensão arterial, lesões tendinosas, sangramento nasal e resfriados frequentes. Casos de hepatopatia graves também são relatados, além de cardiomiopatia e insuficiência cardíaca. Entre as mulheres, pode ocorrer irregularidade menstrual, hipertrofia do clitóris, diminuição das mamas, engrossamento da voz, acne, queda de cabelo e aumento dos pelos corporais. Em longo prazo, doenças graves poderão ocorrer. As drogas de uso oral estão associadas com o aparecimento de diabetes *mellitus*, doenças cardíacas coronarianas, tumores hepáticos e formação de cistos hepáticos hemorrágicos. Em adolescentes, o uso de derivados da testosterona pode promover um fechamento prematuro das epífises ósseas, prejudicando o crescimento. O câncer de próstata tem sido relatado em associação com o uso de derivados de testosterona.

Portanto, não está estabelecido o uso de testosterona e seus análogos para casos em que não haja comprovação da deficiência hormonal, devido aos riscos associados a essa terapia.

CONCLUSÃO

Portanto, diante do que foi exposto, fica claro que os hormônios têm o seu papel na regulação do peso corporal, bem como na distribuição dos depósitos de tecido adiposo. Conhecer seus efeitos ajuda-nos a entender um pouco mais sobre a fisiopatologia dessa doença tão complexa que é a obesidade. Deve-se ressaltar também que o uso de hormônios para tratamento da obesidade deve ser restrito a casos muito especiais, nos quais realmente se comprove a deficiência dos mesmos.

COMENTÁRIOS DO AUTOR
Acessando o conteúdo deste QR code você ouvirá orientações do autor sobre este capítulo.

Bibliografia

Berryman DE, Glad CAM, List EO, Johannsson G. The GH/IGF-1 axis in obesity: pathophysiology and therapeutic considerations. Nat Rev Endocrinol. 2013 jun; 9(6):346-56.

Björntorp P, Rosmond R. Obesity and cortisol. Nutrition. 2000; 16(10):924-36.

Matos AFG, Moreira RO, Guedes EP. Aspectos neuroendócrinos da síndrome metabólica. Arq Bras Endocrinol Metab. 2003; 47(4):410-20.

Halpern A, Mancini MC. Manual de obesidade para o clínico. São Paulo: Editora Roca; 2002.

Holt RIG, Simpson HL, Sönksen PH. The role of the growth hormone-insulin-like growth factor axis in glucose homeostasis. Diabet Med. 2003; 20:3-15.

Kelly DM, Jones TH. Testosterone and obesity. Obes Rev. 2015 jul; 16(7):581-606.

Krotkiewski M. Thyroid hormones and treatment of obesity. Int J Obes Relat Metab Disord. 2000; 24 (Suppl 2):S116-9.

Lima N, Cavaliere H, Knobel M, Halpern A, Medeiros-Neto G. Decreased androgen levels in massively obese men may be associated with impaired function of the gonadostat. Int J Obes Relat Metab Disord. 2000 nov; 24(11):1433-7.

Lado-Abeal J, Norman RL. Leptin and reproductive function in males. Semin Reprod Med. 2002; 20(2):145-50.

Lordelo RA, Mancini MC, Cercato C, Halpern A. Hormonal axis in obesity: cause or effect? Arq Bras Endocrinol Metabol. 2007 fev; 51(1):34-41.

Mehran L, Amouzegar A, Rahimabad PK, Tohidi M, Tahmasebinejad Z, Azizi F. Thyroid function and metabolic syndrome: a population-based thyroid study. Horm Metab Res. 2017 mar; 49(3):192-200.

Naderpoor N, Shorakae S, Joham A, Boyle J, De Courten B, Teede HJ. Obesity and polycystic ovary syndrome. Minerva Endocrinol. 2015 mar; 40(1):37-51.

Rascovski A, Millner TH, Batalha L, Reis C, Mancini MC, Halpern A. Eficácia e tolerabilidade das substâncias calorigênicas: ioimbina triiodotironina, aminofilina combinada e efedrina e fenilpropanolamina no tratamento da obesidade a curto prazo. Arq Bras Endocrinol Metab. 2000; 44(1):95-102.

Shadid S, Jensen MD. Effects of growth hormone administration in human obesity. Obes Res. 2003; 11(2):170-5.

Soares AH, Horie NC, Chiang LAP, Caramelli B, Matheus MG, Campos AH, et al. Effects of clomiphene citrate on male obesity-associated hypogonadism: a randomized, double-blind, placebo-controlled study. Int J Obes (Lond). 2018 jun; 42(5):953-63.

Vicennati V, Pasquali R. Abnormalities of the hypothalamic-pituitary-adrenal axis in nondepressed women with abdominal obesity and relations with insulin resistance: evidence for a central and a peripheral alteration. J Clin Endocrinol Metab. 2000; 85(11):4093-8.

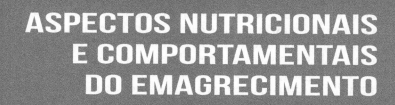

ASPECTOS NUTRICIONAIS E COMPORTAMENTAIS DO EMAGRECIMENTO

Roberta Carbonari Muzy
Paula Helena Dayan-Kanas
Luciana Oquendo Pereira Lancha
Antonio Herbert Lancha Junior

INTRODUÇÃO

Apesar do aumento da conscientização social e das inúmeras intervenções preventivas de saúde pública, a obesidade ainda é um grande problema global.[1] Evidências sugerem que vários fatores precoces contribuem significativamente para o desenvolvimento da obesidade, sendo que, atualmente, se consideram os estágios pré-natal e da infância como extremamente relevantes na determinação do risco individual de desenvolver tal condição.[2]

A obesidade é uma doença complexa, multifatorial e de caráter previsível que, juntamente com o excesso de peso, afeta mais de um terço da população mundial atualmente.[3] No Brasil, a frequência do excesso de peso, de acordo com os resultados da VIGITEL (2018), foi de 55,7%, e a frequência de adultos obesos foi de 19,8%, apresentando redução à medida que há aumento de escolaridade.[4] Estima-se que, se as tendências apresentadas neste último século continuarem, em 2030, 38% da população adulta do mundo tenha excesso de peso e outros 20% sejam obesos.[5]

As estatísticas chamam a atenção de pesquisadores e profissionais de saúde, elevando consideravelmente o número de pesquisas na área, e apontam para a evidência que, embora fatores genéticos devam ser considerados, os protagonistas dessa doença multifatorial complexa sejam as mudanças sociais, no meio ambiente e no padrão de vida e alimentar da sociedade.

Um indivíduo ganha peso quando a sua ingestão alimentar excede o seu gasto calórico. Esse desequilíbrio é chamado balanço energético positivo. A literatura indica que não só os totais de energia ingerida e gasta regulam a quantidade dos estoques corporais, como foi proposto por Flatt[57] e aceito por muitos autores.[58] O balanço de cada macronutriente parece possuir um rigoroso controle para ajustar seu consumo com sua oxidação (vice-versa) e manter um estado de equilíbrio. Flatt[59] afirma que o balanço de nitrogênio e de carboidratos é facilitado pela capacidade do organismo em ajustar as taxas de oxidação de aminoácidos e de glicose, respectivamente, em relação aos seus consumos alimentares. No caso das gorduras, esse ajuste é bem menos preciso e o aumento no seu consumo não estimula proporcionalmente a sua oxidação. Além disso, a eficácia com que o lipídio da dieta é estocado como gordura corporal é alta, cerca de 96%.[60] O aumento na ingestão lipídica induzirá o balanço lipídico positivo e, consequentemente, o acúmulo na massa adiposa corporal.[61] Em animais, os estudos apontam que a alimentação hiperlipídica é um componente importante na etiologia da obesidade, já que dietas hiperlipídicas, comprovadamente, levaram ao excesso de gordura corporal em macacos, cães, suínos, esquilos, *hamsters* e ratos,[62] sendo que as causas dessa resposta ainda não estão claras. No entanto, acredita-se que dietas hiperlipídicas conduzam a hiperfagia, ou causem efeitos metabólicos independentemente desta,[63] como redução na secreção de leptina[64] ou limitação na sua capacidade de atuação.[65] A leptina é uma proteína circulante produzida, proporcionalmente, pela massa de tecido adiposo e age no sistema nervoso aumentando a saciedade.[66] No caso de redução de sua secreção, ou de resistência à sua ação, haveria aumento da ingestão alimentar devido à falha no mecanismo de saciedade, o que poderia ocasionar aumento de adiposidade.[64] No entanto, outras possibilidades existem para justificar o aumento da adiposidade decorrente da dieta hiperlipídica. No estudo desenvolvido por Lladó e cols.,[67] os autores observaram redução na atividade lipolítica do tecido adiposo retroperitoneal após ingestão de dieta de cafeteria. Segundo os autores, essa redução foi decorrente de uma alteração na proporção de receptores α e β-adrenérgicos, tanto em ratos machos quanto em fêmeas, resultando em aumento de gordura nesse tecido.

O motivo pelo qual os lipídios da dieta podem conduzir a hiperfagia deriva das suas propriedades organolépticas,[68] tais como alta palatabilidade, textura característica[69] e grande utilidade e versatilidade como ingrediente culinário.[70] Inclusive em ratos, uma dieta hiperlipídica é preferencialmente consumida quando os animais podem escolher entre três rações, sendo cada uma fonte de um dos macronutrientes.[71] Fisiologicamente, entre todos os outros macronutrientes, os lipídios são os que apresentam a maior densidade energética e a maior capacidade de estoque no organismo.[60]

Por meio da secreção de citocinas pró-inflamatórias, sobretudo do tecido adiposo visceral, observa-se que essas alterações culminam em um processo inflamatório crônico de baixa intensidade, que está no âmago da resistência à insulina e das diversas complicações associadas à obesidade. Já no interior das células, observa-se um quadro de hipóxia relativa gerado pelo consumo excessivo de carboidratos e lipídios: a maior necessidade de oxidação desses nutrientes sobrecarrega a cadeia de transporte de elétrons na mitocôndria, gerando grande quantidade de espécies reativas de oxigênio e ativando vias pró-inflamatórias.[6,72]

REGULAÇÃO DA INGESTÃO ALIMENTAR

Considera-se que fatores determinantes à perda de peso se relacionam diretamente com o controle da quantidade da ingestão alimentar e o tipo de alimento ingerido, capazes ou não de promover o balanço energético negativo e consequente perda de peso.[7] Pode-se afirmar, ainda, que alterações na composição corporal requerem ajustes constantes desse balanceamento energético, não sendo essa perda um ato contínuo, mas uma curva linear com estado estacionário que requer constante intervenção.[8]

Determinantes metabólicos e comportamentais do balanço de energia interagem, de maneira coordenada, durante déficit e excesso de energia, mas os mecanismos pelos quais a fisiologia conduz o comportamento raramente são reconhecidos no contexto de perda e recuperação de peso.

Afinal, por que sentimos fome? Por que, ao consumirmos alguns tipos de alimento, sentimos fome rapidamente? Já quando consumimos outros tipos demoramos mais para sentir fome? O que determina a sensação de fome e saciedade? Existe outro mecanismo que inibe a fome? Como o conhecimento dessas regulações pode nos ajudar?

São diferentes hormônios que estão atuando em cada uma das sensações que sentimos e, antes de entrarmos nos mecanismos fisiológicos, é importante saber a diferença de cada uma:

- *Fome*: pode ser definida como a sensação fisiológica que sentimos para estimular a busca por alimentos. Denota possível falta de nutrientes para se manter o bom funcionamento do organismo.

- *Apetite*: vontade de consumir algum alimento específico, sendo que a pessoa pode, ou não, estar com fome.

- *Saciação*: é a sensação que percebemos para parar o consumo alimentar. É a regulação sensória-hormonal que nos informa que a quantidade de alimentos consumidos até aquele momento atingiu a plenitude gástrica. De um modo geral, seria a regulação do consumo alimentar em curto prazo.

- *Saciedade*: é a sensação que temos mesmo horas após o término da refeição (após a saciação). Seria a regulação de longo prazo do consumo alimentar.

O mecanismo de controle da ingestão de alimentos é bastante redundante e modulado pela secreção de inúmeros hormônios. Essas secreções estão associadas à composição de nutrientes presente nos alimentos. Assim, alimentos com maior concentração de carboidratos terão como consequência diferente secreção hormonal quando comparados a alimentos ricos em gordura ou proteína, por exemplo. Esse caleidoscópio metabólico hormonal será decifrado neurologicamente e essa interpretação resultará no ajuste da fome, saciedade, saciação e apetite. Na **Figura 5.1**, modificada de Stanley e cols.,[73] podemos verificar que diversos são os sinais oriundos do tecido adiposo, circulante e sistema digestório, participando integradamente na regulação da ingestão de alimentos.

Ao olhar para a figura, identificamos a ação distinta dos sinais oriundos do tecido adiposo, pâncreas e trato digestivo. A concentração plasmática de adiponectina está inversamente associada à adiposidade e sua secreção é elevada em períodos de jejum.[74] Possui dupla ação sobre o balanço energético: estimula a ingestão de alimentos e reduz o gasto calórico. Dessa maneira, sua ação é promotora do consumo de alimentos, uma vez que receptores AdipoR1 foram identificados no hipotálamo. A leptina, por sua vez, é secretada pelo tecido adiposo em relação direta com a concentração de triacilglicerol nos adipócitos. Assim, na medida em que elevamos a adiposidade, elevamos a concentração circulante de leptina; assim, podemos associar sua ação como uma tentativa de modulação do consumo de alimentos associada diretamente a gordura corporal. A insulina, de modo semelhante à leptina, age como anorexígeno no sistema nervoso central em diversas espécies. Assim, ela controla a ingestão de alimentos, inibindo a fome e promovendo a elevação do gasto calórico em condições fisiológicas. A presença de receptores de insulina no aqueduto do terceiro ventrículo demonstra a ação na regulação de alimentos, estimulando a expressão gênica do POMC (pró-opiomelanocortina), a qual também é estimulada pela leptina. Por sua vez, a estimulação do POMC eleva de maneira importante o estímulo para a síntese de corticotrofina, melanocortinas e β-endorfina. Todos esses fatores estão associados à redução da ingestão de alimentos e elevação do gasto calórico. A família dos polipeptídeos (PP e PYY) é secretada endocrinamente pelo pâncreas e, também, exocrinamente pelo mesmo órgão na parte distal do trato gastrointestinal. Sua secreção (PP) está intimamente relacionada com a concentração calórica da refeição, além da distensão gástrica, que promove elevação das suas concentrações circulantes. Sua ação anorexígena pode ser reduzida em casos de obesidade de modo semelhante à resistência periférica à ação da insulina para a captação de glicose.

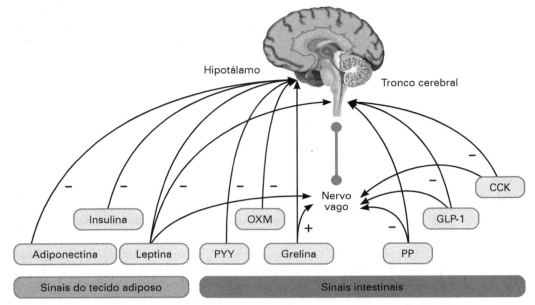

Figura 5.1. *A homeostase energética é controlada por sinais periféricos vindos do tecido adiposo, do pâncreas e do trato gastrointestinal. Os sinais periféricos do intestino incluem o peptídeo YY (PYY), a oxintomodulina (OXM), a grelina, o polipeptídeo pancreático (PP), o peptídeo semelhante ao glucagon 1 (GLP-1) e colecistoquinina (CCK). Esses peptídeos derivados do intestino, juntamente com os sinais de adiposidade, influenciam os circuitos centrais no hipotálamo e no tronco cerebral para produzir um efeito negativo (–) ou positivo (+) sobre o balanço energético. Assim, o impulso para comer e o gasto de energia são ajustados para que, com o passar do tempo, o peso corporal permaneça estável.[73]*

Paradoxalmente, a ação do PP, quando infundido no aqueduto do terceiro ventrículo, promoveu ação oroxígena; porém, esse efeito, bem como os receptores que o modulam, não está ainda bem elucidado. Já o PYY secretado pelas células-L do trato digestivo, se eleva após a ingestão de alimentos e permanece elevado por até seis horas após a refeição. Sua secreção está intimamente relacionada à presença de carboidratos e proteína no alimento. De modo ainda pouco compreensível, essa secreção ocorre antes do contato do alimento com as células-L, sugerindo que alguma relação sensorial possa existir nesse controle. A ação do PYY (que possui algumas variações de acordo com as isoformas PYY1-36 e PYY3-36) reduz o esvaziamento gástrico e reduz o consumo de alimentos. Obesos apresentam sensibilidade mantida ao PYY como agente inibidor da fome, bem como baixa concentração circulante. Após a cirurgia bariátrica, ocorre elevação das concentrações circulantes de PYY que, de certa maneira, contribuem para o efeito anorexígeno destacado da cirurgia.

Assim como seu congênere PP, paradoxalmente, quando infundido de forma isolada diretamente no sistema nervoso central, temos a promoção da ingestão de alimentos. A oxintomodulina (OXM), também secretada pelas células-L do trato gastrointestinal, possui efeito inibidor do consumo de alimentos. Os receptores da OXM são os receptores da GLP-1, que descreveremos em seguida. A secreção da OXM é proporcional à concentração calórica dos alimentos. Assim, alimentos com concentrações energéticas elevadas proporcionam maior secreção de OXM. O peptídeo semelhante ao glucagon GLP-1 (*glucagon-like peptide*), assim como a OXM, é secretado pelas células-L do trato gastrointestinal. Sua secreção está associada à ingestão de alimentos e é reduzida pelo jejum. Sua ação é inibidora do consumo de alimentos, além de modulação, retardando o esvaziamento gástrico, e promotora da secreção dos fluidos digestivos.

Além dessa ação moduladora do consumo de alimentos, o GLP-1 proporciona a captação de glicose e promove a secreção de insulina pelas ilhotas. A colecistocinina (CCK) é um peptídeo largamente distribuído pelo trato gastrointestinal e um dos mais estudados na literatura. Sua ação, além de estimular a secreção da vesícula biliar, promove redução da motilidade intestinal e retardo do esvaziamento gástrico. Possui ação inibidora da fome e foi, durante anos, postulada como possível agente terapêutico no combate à obesidade. Porém, sua meia-vida curta não permitiu lograr esse efeito. A grelina figura como o único hormônio secretado pelo aparelho digestório que possui efeito oroxígeno. Secretada pelo estômago e intestino, apresenta pequena variação ou, ainda, ausência de variação nas concentrações plasmáticas na população obesa após as refeições. Assim, sua ação estimula o consumo de alimentos e é chamada estimulador inicial do consumo da fome. A infusão de grelina intravenosa promove elevação da ingestão de alimentos. Sua ação após cirurgia bariátrica é ainda controversa na literatura: alguns dados pressupõem redução das concentrações de grelina após a intervenção, enquanto outros apresentam modulação positiva na secreção de grelina ou manutenção pré-intervenção.

A **Tabela 5.1** sintetiza a ação dos principais hormônios secretados pelo aparelho digestório, seu local de síntese, receptores estimulados na regulação hormonal e principal efeito na ingestão de alimentos.

Apesar da identificação de uma miríade de hormônios, neurotransmissores, receptores, moléculas de sinalização intracelular, enzimas, circuitos neurais, dentre outros fatores que influenciam a ingestão de alimentos, a tradução desse conhecimento para combater a crescente incidência de sobrepeso e obesidade pode estar ainda na infância.[9]

Estudos também apontam a gestação como um estágio determinante da programação intrauterina metabólica do indivíduo,[10,11] e atrelam as dietas hiperlipídicas e hiperglicídicas da gestante ao risco aumentado do desenvolvimento de obesidade e de transtornos de humor e alimentares dos filhos.[1]

Tabela 5.1. Efeito periférico dos hormônios intestinais na regulação da ingestão alimentar

Hormônios intestinais	Local da síntese	Receptor da regulação alimentar	Efeito periférico da ingestão alimentar
CCK	Células-L intestinais	CCK_A	Redução
Grelina	Estômago	GHS	Aumento
PP	Pâncreas/cólon	Y4R	Redução
PYY	Células-L intestinais	Y2R	Redução
GLP-1	Células-L intestinais	GLP1R	Redução
OXM	Células-L intestinais	GLP1R?	Redução

CCK: colecistoquinina; CCK_A: receptor de colecistoquinina do subtipo A; GHS: receptor secretagogo do hormônio de crescimento ou receptor de grelina; GLP-1: peptídeo semelhante ao glucagon 1; GLP1R: receptor de GLP-1; OXM: oxintomodulina; PP: polipeptídeo pancreático; PYY: peptídeo YY; Y2R: receptor Y2 de PYY; Y4R: polipeptídeo receptor Y4.

Fonte: Perry & Wang. Nutrition and diabetes. 2012; 26:1-7.[75]

Ensaios controlados experimentais conduzidos com camundongos e macacos, evidenciaram que o consumo materno crônico de dieta hiperlipídica podem causar perturbações no sistema serotoninérgico central (ou 5-hidroxitriptamina, 5-HT) da descendência e aumento de comportamentos ansiosos,[3,12] provável mecanismo que contribui para mudanças na regulação de emoções e de apetite da prole, uma vez que a serotonina está intrinsecamente ligada à regulação tanto do humor quanto do apetite.[13]

Tanto os sinais de fome e saciedade quanto o paladar exercem forte influência nesse processo de ingestão alimentar e de escolha dos alimentos e, além do controle de *feedback* em longo prazo da ingestão de energia, mediada por sinais homeostáticos relacionados ao peso e à composição corporal, o comportamento alimentar também é fortemente conduzido por influências sociais e ambientais e pelos hábitos alimentares aprendidos.[14]

Os bebês nascem com uma capacidade inata de autorregular sua ingestão alimentar, por meio de respostas aos sinais de fome e saciedade fisiológicos. Essa habilidade tende a diminuir com a idade, pela desregulação da resposta à medida que os alimentos se tornam mais facilmente disponíveis e pela ocorrência, desde muito cedo, de situações em que excessos podem mais facilmente ocorrer.[15]

Conforme o desenvolvimento natural do bebê e a intensificação da percepção do meio externo, a capacidade de autorregular a ingestão alimentar é diretamente influenciada por esse ambiente, seja pelo tamanho das porções servidas, pela forma como o alimento é ofertado, se o alimento é ofertado na presença ou ausência de fome ou pelo controle alimentar parental.[16]

Em 2019, um estudo que conduziu um questionário sobre práticas alimentares com 58 mães francesas concluiu que comer na ausência de fome e a compensação alimentar são dois comportamentos relativamente independentes, que estão ligados ao índice de massa corporal das crianças e que são influenciados por diferentes fatores parentais. O estudo evidenciou que o uso da comida como recompensa aumentava o risco do comer na ausência de fome, e quanto mais atenção às sugestões de fome e saciedade de seus filhos, melhor a capacidade de autorregular a ingestão de alimentos.[17]

A facilitação social e o exemplo alimentar têm consistentemente mostrado moldar as preferências alimentares das crianças, de maneira que a influência dos pais sobre a ingestão alimentar de seus filhos está mais relacionada ao seu próprio comportamento alimentar do que à maneira como podem insistir em certos alimentos.[2]

Quanto à preferência por macronutrientes específicos, as influências sociais parecem apresentar extremada relevância para o desenvolvimento das preferências alimentares durante a infância, e podem apoiar ou contrastar as preferências aprendidas durante os períodos pré-natal e pós-natal precoce.[18]

Lowe e Butryn definiram "fome hedônica" como a motivação criada pela exposição e pelo consumo repetido de alimentos altamente palatáveis e densos em energia. Sua revisão forneceu evidências sugerindo que o prazer obtido pela ingestão desse tipo de alimento pode se sobrepor aos sinais homeostáticos, promovendo o ganho de peso.[19] Os mecanismos hedônicos, cheiro e palatabilidade, desempenham um papel fundamental nos efeitos sensoriais sobre o apetite, a escolha de alimentos e a ingestão, sendo o gosto considerado um sistema de detecção de nutrientes e os sinais olfativos ativadores do comportamento de aproximação ou evitação.[20]

Dessa maneira, entende-se que apenas a exclusão de alimentos palatáveis, ou redução de consumo energético na intervenção nutricional para o emagrecimento, pode não ser sustentável, e que a inclusão de alimentos com maior poder de saciedade e que promovam maior controle da ingestão alimentar apresentam importante papel no comportamento e, portanto, no emagrecimento. Alimentos que aumentam a saciedade e o controle alimentar têm sido uma área de investigação constante.

O PAPEL DAS FIBRAS

Um estudo de coorte prospectivo, realizado com 27.082 homens, investigou a relação do consumo de cereais integrais e fibras das frutas e ganho de peso, constatando que o aumento da ingestão desses alimentos era inversamente proporcional ao ganho de peso e, a cada 0,40 g/dia de incremento da ingestão, percebia-se redução em 0,49 kg de peso.[21]

Outro estudo controlado, com 180 adultos obesos e sedentários separados em três grupos, realizou uma intervenção de 24 semanas com dieta hipocalórica, atividade física e dieta hipocalórica rica em cerais integrais ricos em fibras. Embora todos os grupos tenham diminuído a ingestão de energia durante o estudo, a taxa de mudança do início até a semana 24 foi maior na dieta hipocalórica com cereais integrais ricos em fibras.[22]

Especula-se que a razão desse resultado se deva ao fato de a ingestão adequada de fibras alimentares ter demonstrado promover a saciedade e diminuir a ingestão espontânea de alimentos, promovendo melhor qualidade da dieta em vários aspectos, particularmente com a redução da ingestão de gordura.[23]

Acredita-se que essa inibição do apetite, consumo energético e ganho de peso corporal por dietas ricas em fibras possa depender da estrutura química da fibra e de suas propriedades físico-químicas, e não apenas do consumo total de fibras.[24] As propriedades físico-químicas das fibras associadas ao apetite incluem solubilidade, viscosidade, capacidade de retenção de água e fermentabilidade. Tais propriedades podem não apenas afetar a capacidade sacietógena das fibras alimentares, mas também o apetite em longo prazo e, consequentemente, a regulação da ingestão de energia.[25]

O PAPEL DA FREQUÊNCIA E HORÁRIO DO CONSUMO ALIMENTAR

A crença popular de que pequenos lanches entre as refeições principais possa promover ganho de peso, podendo ter papel importante na obesidade é, em geral, equivocada.

A distribuição da ingestão energética ao longo do dia tem se apresentado uma estratégia eficaz para a redução das grandes porções ingeridas em refeições principais, sinalizada pela fome consequente de longos períodos de jejum ao longo do dia.

Um estudo australiano, no entanto, que analisou dados dietéticos de 5.242 adultos com idade ≥ 19 anos, coletados por meio de dois recordatórios de 24 horas durante a Pesquisa Nacional de Nutrição e Atividade Física de 2011-2012, evidenciou que o consumo de pequenos lanches intermediários às refeições principais pode ser um risco no controle de densidade energética total da dieta, e consequente ganho de peso, pela dificuldade da escolha de lanches realmente nutritivos e saudáveis; mas, quando refeições nutritivas e balanceadas são fracionadas ao longo do dia, corroboram para melhor qualidade da dieta de maneira geral.[26]

É importante considerarmos também o fato de que o jejum, seguido de fome fisiológica exacerbada, contribuem para reduzir a capacidade de controle da acurácia de compensação em refeições subsequentes e aumentam os níveis de percepção de estresse, podendo aguçar o sistema de recompensa e consequente atividade da amígdala, estrutura que participa do sistema mesolímbico, sistema de recompensa,[27] responsável pela sinalização de impulso e redução de racionalidade nas escolhas dos alimentos.[28]

O mesmo acontece quando os níveis de energia do indivíduo encontram-se reduzidos e o indivíduo é acometido pela percepção de cansaço. Estudos que relacionam a privação e restrição de sono à obesidade evidenciaram aumento da atividade da amígdala frente a alimentos hipercalóricos e considerados de maior valor hedônico de maneira proporcional ao relato do cansaço e sono percebidos;[29,30] além de aumento de consumo energético e piores escolhas alimentares no dia subsequente à restrição de modo geral.[16]

Algumas evidências sugerem que o maior consumo de energia no final do dia está associado à má qualidade da dieta e à obesidade. No entanto, estudos que examinam a crononutrição ainda são raros, embora em franco crescimento.

A crononutrição é um campo emergente de pesquisa que se refere às variações temporais no padrão e distribuição da ingestão de alimentos e bebidas ou ocasiões de consumo, incluindo refeições e lanches, ao longo do dia.[31] Estudos em animais demonstraram que os desvios dos padrões alimentares habituais afetam negativamente as funções metabólicas e fisiológicas, que também são reguladas pelos sistemas de relógio circulatório nos núcleos supraquiasmáticos e nos tecidos periféricos.[32]

A maior parte das pesquisas, em humanos, publicadas foi realizada com trabalhadores noturnos, e há associação ao risco aumentado de doenças cardiometabólicas.

Vários estudos epidemiológicos, no entanto, relatam uma associação positiva entre a ingestão de energia noturna e o aumento da energia total diária e obesidade.[33-35] Observa-se, ainda, que o momento posterior alimentar ao noturno também apresenta maiores ingestões energéticas totais, e que tal padrão está associado à ausência de perda de peso bem-sucedida.[36]

O PAPEL DA MICROBIOTA

Mais recentemente descrito, outro fator envolvido na instalação desse quadro inflamatório é a microbiota intestinal, que é diretamente alterada pelo padrão alimentar do indivíduo. A ingestão de uma dieta rica em gorduras altera o perfil das bactérias que habitam o intestino, favorecendo o crescimento de bactérias Gram-negativas e alterando a permeabilidade intestinal, desencadeando resposta inflamatória.[37,41]

Além disso, a composição dessa microbiota pode facilitar o ganho de peso em indivíduos obesos e dificultar a sua perda. Por meio do processo de fermentação, as trilhões de bactérias que habitam nosso trato gastrointestinal são capazes de extrair energia de carboidratos complexos não digeridos pelas enzimas humanas, como fibras, polissacarídeos, amidos resistentes, entre outros. Estima-se que a energia extraída desses nutrientes pode chegar a cerca de 10% do total da dieta, e estudos em modelo animal, envolvendo transplante de microbiota, mostraram que ratos *germ-free* aumentam sua gordura corporal após serem colonizados com microbiota de camundongos obesos. O achado sugere que determinadas populações bacterianas seriam mais eficientes do que outras em extrair energia no processo de fermentação, ou seja, que do mesmo alimento, camundongos obesos podem absorver mais quantidade de energia do que camundongos eutróficos, identificando a microbiota intestinal como um fator que impacta no ganho de peso ou dificuldade de perda dele na obesidade.[38-40,43,44] Por outro lado, o consumo de alimentos pré-bióticos parece aumentar a proliferação de bactérias benéficas e promover um microbioma saudável, restaurando a função de barreira do intestino e auxiliando na redução de gordura corporal.[41,45]

Isso se torna ainda mais relevante em uma era pós-transição nutricional, que teve como característica principal a mudança no padrão alimentar da população, com aumento do consumo de alimentos gordurosos e de alta densidade energética. Como consequência, observou-se declínio na curva de desnutrição e aumento na expectativa de vida, ao mesmo tempo que ascenderam os índices de obesidade para níveis jamais observados anteriormente.[42,46]

Aspectos Nutricionais e Comportamentais do Emagrecimento

Por outro lado, a perda de gordura corporal é capaz de reverter todo esse quadro e de reduzir a expressão de marcadores inflamatórios no tecido adiposo.[43] Embora haja um corpo robusto de evidências a respeito dos benefícios do emagrecimento na redução do risco cardiovascular associado à obesidade, a melhor maneira de promover essa perda de peso ainda causa muita divergência entre a comunidade científica.[47]

LOW-CARB E LOW-FAT

Diversos estudos comparam os efeitos de dietas de baixo teor de carboidratos (*low-carb*) com os efeitos de dietas com baixo teor de lipídios (*low-fat*) para emagrecimento, e trazem observações interessantes: enquanto dietas *low-carb* parecem promover maior perda ponderal do que dietas *low-fat* em curto prazo,[49,51,76] em médio ou longo prazo essas diferenças não são significativas, mostrando que é possível obter perda de peso com qualquer das duas abordagens[48,50] e também com dietas de baixo ou de alto índice glicêmico.[77] Corroborando esses achados, uma meta-análise que avaliou 48 ensaios clínicos randomizados e incluiu 7.286 indivíduos concluiu que tanto dietas com baixo teor de carboidratos quanto dietas com baixo teor de gordura levam à perda de peso por promoverem balanço energético negativo, com pouca diferença entre os tipos de abordagem.[54]

Em relação aos parâmetros de saúde cardiovascular, enquanto as dietas *low-fat* parecem ser mais eficazes para a melhora do perfil lipídico do indivíduo, as *low-carb* apontam para maior redução nos níveis de triglicérides,[48,76] e ambas produzem bons resultados em relação à diminuição de pressão arterial e circunferência da cintura.[76]

A associação entre peso perdido e composição corporal, no entanto, ainda é pouco analisada nos estudos que demonstram superioridade das dietas *low-carb* em curto prazo. Embora a meta-análise de Hashimoto e cols.[51] tenha encontrado maior perda de gordura corporal em indivíduos que realizaram dietas de restrição de carboidrato em relação a diversos indivíduos-controle, ainda pouco se explora a respeito dos efeitos dessa abordagem em períodos superiores a um ano, enquanto também há evidências de efeitos semelhantes tanto das dietas *low-carb* quanto das *low-fat* sobre a composição corporal.[55] Deve-se lembrar que dietas ricas em gorduras e escassas em carboidratos causam muita perda hídrica e, por isso, podem passar a falsa impressão, em curto prazo, de promover maior perda de peso.[53]

Fica evidente que, para haver emagrecimento, é essencial promover balanço energético negativo, e isso pode ocorrer de diversas maneiras. Além disso, para trazer benefícios à saúde cardiovascular, a perda de peso deve priorizar a perda de gordura corporal e ser sustentável. Dietas com calorias muito baixas, por exemplo, apesar de promoverem alta perda de peso, possuem baixa aderência em médio e longo prazo, assim como outras dietas muito restritivas. No entanto, para o real sucesso do tratamento dietético, é fundamental manter as mudanças na alimentação por toda a vida.[53]

Os resultados dos estudos apresentados trazem aos profissionais um dado importante: é possível obter perda de peso significativa tanto com dietas *low-carb* quanto com dietas *low-fat*. Esse achado abre espaço para o emprego de diferentes possibilidades na prática clínica e em saúde pública, a depender do contexto e preferências do indivíduo, e reforçam a superioridade da aderência aos hábitos saudáveis em relação ao tipo de dieta escolhida.

Infelizmente, tentativas de encontrar um único culpado pelos altos índices de obesidade vêm se mostrando infrutíferas, e é justamente nessa armadilha que caem as dietas de restrição de um nutriente específico: elas buscam uma abordagem única, que seja eficaz para todos os indivíduos, ao mesmo tempo que são demais simplistas para um problema tão complexo quanto o da obesidade.

CONSIDERAÇÕES FINAIS

Tendo em vista as limitações dos estudos aqui descritos e o fato de que muitos aspectos da relação entre obesidade e consumo alimentar e nutricional permanecem em constante pesquisa, é necessário cautela para aconselhar a população sobre os melhores hábitos alimentares e as melhoras maneiras de perda de peso. Primeiramente, deve-se compreender que prevenir a obesidade é mais fácil, proveitoso e barato do que tratá-la.

Embora a regulação do balanço energético pareça simples, é um sistema dinâmico, altamente complexo, que envolve múltiplos sinais de *feedback* de componentes individuais. Sob condições de déficit de energia, os componentes individuais do balanço energético podem agir de maneira coordenada para resistir a perturbações e restrições impostas. A força dessas respostas compensatórias metabólicas e comportamentais parece ser sutil individualmente, mas sua heterogeneidade é observada nas respostas de peso corporal às intervenções de perda de peso.[52]

Dada a potência de tais mecanismos compensatórios, estratégias efetivas baseadas em mera exclusão e restrição de um macronutriente específico, que promovam a perda de peso sustentada e sua manutenção, se mostraram notavelmente ilusórias até o momento. Embora esteja claro que os indivíduos diferem na suscetibilidade à perda de peso (e em sua subsequente capacidade de sustentar esse menor peso corporal), preditores robustos de resposta ao tratamento permanecem indescritíveis.

Desse modo, acreditamos que mais esforços deveriam ser feitos para disseminar conceitos de alimentação saudável, em vez de práticas restritivas e sem comprovação científica de sua segurança e estabilidade. A melhor prática alimentar é aquela que, ao mesmo tempo, promove peso e composição corporais saudáveis, previne diversas doenças (e não só a obesidade), preenche as necessidades nutricionais e permite ao indivíduo desfrutar dos alimentos em um contexto de prazer e convívio social.

Embora seja importante o estudo dos fatores nutricionais que interferem na perda de peso, vale lembrar que eles representam apenas um dos diversos aspectos envolvidos no emagrecimento, inserido em uma rede complexa e inter-relacionada de fatores que envolvem também questões genéticas, econômicas, culturais, comportamentais, sociais, emocionais, biológicas, entre outras.[56] Nesse contexto, quanto mais abrangentes conseguirmos agir, mais próximos estaremos da construção de uma real solução para o problema.

COMENTÁRIOS DO AUTOR
Acessando o conteúdo deste QR code você ouvirá orientações do autor sobre este capítulo.

Referências bibliográficas

1. Mameli C, Mazzantini S, Zuccotti GV. Nutrition in the first 1000 days: The origin of childhood obesity. Int J Environ Res Public Health. 2016; 13(9):838.
2. Fox MK, Devaney B, Reidy K, Razafindrakoto C, Ziegler P. Relationship between portion size and energy intake among infants and toddlers: evidence of self-regulation. J Am Diet Assoc. 2006; 106:S77-83.

3. Ng M, et al. Global, regional, and national prevalence of overweight and obesity in children and adults during 1980-2013: A systematic analysis for the Global Burden of Disease Study 2013. Lancet. 2014; 384(9945):766-81.

4. Brasil. Ministério da Saúde. VIGITEL Brasil 2011: Vigilância de Fatores de Risco e Proteção para Doenças Crônicas por Inquérito Telefônico: Estimativas sobre Frequência e Distribuição Sociodemográfica de Fatores de Proteção para Doenças Crônicas nas Capitais dos 26 Estados Brasileiros e no Distrito Federal em 2011. Ministério da Saúde; 2012.

5. Kelly T, Yang W, Chen CS, Reynolds K, He J. Global burden of obesity in 2005 and projections to 2030. Int J Obes (Lond). 2008; 32(9):1431-7.

6. Taveras EM, Gillman MW, Kleinman KP, Rich-Edwards JW, Rifas-Shiman SL. Reducing racial/ethnic disparities in childhood obesity the role of early life risk factors. JAMA Pediatr. 2013; 167(8):731-8.

7. Frederick CB, Snellman K, Putnam RD. Increasing socioeconomic disparities in adolescent obesity. Proc Natl Acad Sci USA. 2014; 111(4):1338-42.

8. Gregor MF, Hotamisligil GS. Inflammatory Mechanisms in Obesity. Annu Rev Immunol. 2011; 29:415-45.

9. Aragon AA, et al. International society of sports nutrition position stand: Diets and body composition. J Int Soc Sports Nutr. 2017; 14:16.

10. Müller MJ, Enderle J, Bosy-Westphal A. Changes in energy expenditure with weight gain and weight loss in humans. Curr Obes Rep. 2016; 5(4):413-23.

11. Rosenbaum M, et al. Accumulating Data to Optimally Predict Obesity Treatment (ADOPT): Recommendations from the Biological Domain. Obesity (Silver Spring). 2018; 26(Suppl 2): S25-S34.

12. Baker KD, Loughman A, Spencer SJ, Reichelt AC. The impact of obesity and hypercaloric diet consumption on anxiety and emotional behavior across the lifespan. Neurosci Biobehav Rev. 2017; 83:173-82.

13. Kang SS, Kurti A, Fair DA, Fryer JD. Dietary intervention rescues maternal obesity induced behavior deficits and neuroinflammation in offspring. J Neuroinflammation. 2014; 11:156.

14. Levin BE, Dunn-Meynell AA. Maternal obesity alters adiposity and monoamine function in genetically predisposed offspring. Am J Physiol Integr Comp Physiol. 2002; 283:R1087-93.

15. Sullivan EL, et al. Chronic consumption of a high-fat diet during pregnancy causes perturbations in the serotonergic system and increased anxiety-like behavior in nonhuman primate offspring. J Neurosci. 2010; 30(10):3826-30.

16. Lam DD, Garfield AS, Marston OJ, Shaw J, Heisler LK. Brain serotonin system in the coordination of food intake and body weight. Pharmacol Biochem Behav. 2010; 97(1):84-91.

17. Freitas A, Albuquerque G, Silva C, Oliveira A. Appetite-related eating behaviours: an overview of assessment methods, determinants and effects on children's weight. Ann Nutr Metab. 2018; 73(1):19-29.

18. Birch LL, et al. Confirmatory factor analysis of the Child Feeding Questionnaire: A measure of parental attitudes, beliefs and practices about child feeding and obesity proneness. Appetite. 2001; 36(3):201-10.

19. Fisher JO, Birch LL. Restricting access to palatable foods affects children's behavioral response, food selection, and intake. Am J Clin Nutr. 1999; 69(6):1264-72.

20. Monnery-Patris S, Rigal N, Peteuil A, Chabanet C, Issanchou S. Development of a new questionnaire to assess the links between children's self-regulation of eating and related parental feeding practices. Appetite. 2019; 138:174-83.

21. DeCosta P, Møller P, Frøst MB, Olsen A. Changing children's eating behaviour – A review of experimental research. Appetite. 2017; 113:327-57.

22. Lowe MR, Butryn ML. Hedonic hunger: A new dimension of appetite? Physiol Behav. 2007; 91:432-9.

23. Boesveldt S, de Graaf K. The differential role of smell and taste for eating behavior. Perception. 2017; 46(3-4):307-19.

24. Koh-Banerjee P, et al. Changes in whole-grain, bran, and cereal fiber consumption in relation to 8-y weight gain among men. Am J Clin Nutr. 2004; 80(5):1237-45.

25. Liu S, et al. Relation between changes in intakes of dietary fiber and grain products and changes in weight and development of obesity among middle-aged women. Am J Clin Nutr. 2003; 78(5):920-7.

26. Ludwig DS, et al. Dietary fiber, weight gain, and cardiovascular disease risk factors in young adults. J Am Med Assoc. 1999; 282(16):1539-46.

27. Rebello CJ, O'Neil CE, Greenway FL. Dietary fiber and satiety: The effects of oats on satiety. Nutr Rev. 2016; 74(2):131-47.

28. Wanders AJ, et al. Effects of dietary fibre on subjective appetite, energy intake and body weight: A systematic review of randomized controlled trials. Obes Rev. 2011; 12(9):724-39.

29. Leech RM, Livingstone KM, Worsley A, Timperio A, McNaughton SA. Meal frequency but not snack frequency is associated with micronutrient intakes and overall diet quality in australian men and women. J Nutr. 2016; 146(10):2027-34.

30. Hart EE, Izquierdo A. Basolateral amygdala supports the maintenance of value and effortful choice of a preferred option. Eur J Neurosci. 2017; 45(3):388-97.

31. Hashizume M, Ito R, Hojo Y, Yanagawa Y, Murakoshi T. Acute sleep deprivation reduces oscillatory network inhibition in the young rat basolateral amygdala. Neuroscience. 2019; 401: 73-83.

32. Calvin AD, et al. Effects of experimental sleep restriction on caloric intake and activity energy expenditure. Chest. 2013; 144(1):79-86.

33. Morselli L, Leproult R, Balbo M, Spiegel K. Role of sleep duration in the regulation of glucose metabolism and appetite. Best Pract Res Clin Endocrinol Metab. 2010; 24(5):687-702.

34. Pot GK, Almoosawi S, Stephen AM. Meal irregularity and cardiometabolic consequences: Results from observational and intervention studies. Proc Nutr Soc. 2016; 75(4):475-86.

35. De Bacquer D, et al. Rotating shift work and the metabolic syndrome: A prospective study. Int J Epidemiol. 2009; 38(3):848-54.

36. van Drongelen A, Boot CRL, Merkus SL, Smid T, van der Beek AJ. The effects of shift work on body weight change - A systematic review of longitudinal studies. Scand J Work Environ Heal. 2011; 37(4):263-75.

37. Hess JM, Jonnalagadda SS, Slavin JL. What is a snack, why do we snack, and how can we choose better snacks? a review of the definitions of snacking, motivations to snack, contributions to dietary intake, and recommendations for improvement. Adv Nutr. 2016; 7:466-75.

38. Wang JB, et al. Timing of energy intake during the day is associated with the risk of obesity in adults. J Hum Nutr Diet. 2014; 27 Suppl 2:255-62.

39. Almoosawi S, Vingeliene S, Karagounis LG, Pot GK. Chrono-nutrition: A review of current evidence from observational studies on global trends in time-of-day of energy intake and its association with obesity. Proc Nutr Soc. 2016; 75:487-500.

40. Reid KJ, Baron KG, Zee PC. Meal timing influences daily caloric intake in healthy adults. Nutr Res. 2014; 34:930-5.

41. Castanon N, Lasselin J, Capuron L. Neuropsychiatric comorbidity in obesity: Role of inflammatory processes. Front Endocrinol (Lausanne). 2014; 5:74.

42. Costa A, et al. Exercise, Nutrition and Gut Microbiota: Possible Links and Consequences. Int J Sport Exerc Med. 2017; 3:1-8.

43. Turnbaugh PJ, et al. An obesity-associated gut microbiome with increased capacity for energy harvest. Nature. 2006; 444:1027-31.

44. Flint HJ, et al. Microbial degradation of complex carbohydrates in the gut. Gut Microbes. 2012; 3(4):289-306.

45. Seganfredo FB, et al. Weight-loss interventions and gut microbiota changes in overweight and obese patients: a systematic review. Obes Rev. 2017; 18:832-51.

46. Swinburn BA, et al. Diet, nutrition and the prevention of excess weight gain and obesity. Public Health Nutr. 2004; 7:123-46.

47. Izaola O, de Luis D, Sajoux I, Domingo JC, Vidal M. Inflamación y obesidad (lipoinflamación). Nutr Hosp. 2015; 31:2352-8.

48. Nordmann AJ, et al. Effects of low-carbohydrate vs low-fat diets on weight loss and cardio-vascular risk factors: A meta-analysis of randomized controlled trials. Arch Intern Med. 2006; 166:285-93.

49. Gardner CD, et al. Comparison of the Atkins, Zone, Ornish, and LEARN diets for change in weight and related risk factors among overweight premenopausal women: The A to Z weight loss study: A randomized trial. J Am Med Assoc. 2007; 297:969-77.

50. Sacks FM, et al. Comparison of weight-loss diets with different compositions of fat, protein, and carbohydrates. NIH Public Access. 2009; 360:859-73.

51. Hashimoto Y, et al. Impact of low-carbohydrate diet on body composition: Meta-analysis of randomized controlled studies. Obes Rev. 2016; 17:499-509.

52. Kappos L, et al. Weight Loss with a Low-Carbohydrate, Mediterranean, or Low-Fat Diet. N Engl J Med. 2010; 362:387-401.

53. Associação Brasileira para Estudo da Obesidade. Diretrizes brasileiras de obesidade 2016. VI Diretrizes Bras. Obesidade. 2016; 186. doi:10.1590/S1415-52732000000100003

54. Johnston BC, et al. Comparison of weight loss among named diet programs in overweight and obese adults: A meta-analysis. J Am Med Assoc. 2014; 312:923-33.

55. Ruth MR, et al. Consuming a hypocaloric high fat low carbohydrate diet for 12 weeks lowers C-reactive protein, and raises serum adiponectin and high-density lipoprotein-cholesterol in obese subjects. Metabolism. 2013; 62:1779-87.

56. Dayan PH, et al. A new clinical perspective: Treating obesity with nutritional coaching versus energy-restricted diets. Nutrition. 2019; 60:147-51.

57. Flatt JP. Use and storage of carbohydrate and fat. Bethesda: Am J Clin Nutr. 1995; 61:952S-9.

58. Hill JO, Melanson EL, Wyatt HT. Dietary fat intake and regulation of energy balance: implications for obesity. Bethesda: J Nutr. 2000; 130:284S-288S.

59. Flatt JP. Dietary fat, carbohydrate balance, and weight maintenance: effects of exercise. Bethesda: Am J Clin Nutr. 1987; 45:296-306.

60. World Health Organization. Obesity - preventing and managing the global epidemic. Report of a WHO Consultation on Obesity. World Health Organization; 1998.

61. Pereira-Lancha LO, et al. Body fat regulation: is it a result of a simple energy balance or a high fat intake? J Am Coll Nutr. 2010; 29:343-51. doi: 10.1080/07315724.2010.10719850.

62. Katan MB. Fatty acids and health: an update. Scand J Nutr. 1999; 43(34S):26S.

63. West DB, York B. Dietary fat, genetic predisposition, and obesity: lessons from animal models. Am J Clin Nutr. 1998; 67:505S-512S.

64. Ainslie DA, Proietto J, Fam BC, Thorburn AW. Short-term, high-fat diets lower circulating leptin concentrations in rats. Am J Clin Nutr. 2000; 71:438-42.

65. Frederich RC, Hamann A, Anderson S, Löllmann B, Lowell BB, Flier JS. Leptin levels reflect body lipid content in mice: evidence for diet-induced resistance to leptin action. Nat Med. 1995; 1(12):1311-4.

66. Pelleymounter MA, Cullen MJ, Baker MB, Hecht R, Winters D, Boone T, et al. Effects of the obese gene product on body weight regulation in ob/ob mice. Science. 1995; 269:540-3.

67. Lladó I, Rodríguez-Cuenca S, Pujol E, Monjo M, Estrany ME, Roca P, et al. Gender effects on adrenergic receptor expression and lipolysis in white adipose tissue of rats. Obes Res. 2002; 10(4):296-305.

68. Prentice AM. Manipulation of dietary fat and energy density and subsequent effects on substrate flux and food intake. Am J Clin Nutr. 1998; 67:535S-541S.

69. Rolls BJ, Shide DJ. The influence of dietary fat on food intake and body weight. Nutr Rev. 1992; 50:283-90.

70. Pike M. Industrial nutrition. MacDonald; 1950 .

71. Miller GD, Hrupka BJ, Gietzen DW, Rogers QR, Stern JS. Rats on a macronutrient self-selection diet eat more meals from a single food cup. Appetite. 1994; 23:67-78.

72. Gregor MF, Hotamisligil GS. Inflammatory Mechanisms in Obesity. Annu Rev Immunol. 2011; 29(1):415-45.

73. Stanley S, Wynne K, McGowan B, Bloom S. Hormonal regulation of food intake. Physiological Reviews. 2005; 85(4):1131-1158.

74. Civitarese AE, Ukropcova B, Carling S, Hulver M, DeFronzo RA, Mandarino L, et al. Role of adiponectin in human skeletal muscle bioenergetics. Elsevier. 2006; 4(1):75-87. doi.org/10.1016/j.cmet.2006.05.002.

75. Perry B, Wang Y. Appetite regulation and weight control: the role of gut hormones. Nutr Diabetes. 2012; 2(1):e26.

76. Shai I, et al. Weight loss with a low-carbohydrate, mediterranean, or low-fat diet. N Engl J Med. 2008; 359(3):229-41.

77. Das SK, et al. Long-term effects of 2 energy-restricted diets differing in glycemic load on dietary adherence, body composition, and metabolism in CALERIE: a 1-y randomized controlled trial. Am J Clin Nutr. 2007; 85:1023-30.

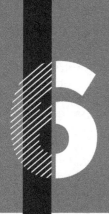

EMAGRECIMENTO E DESORDENS ALIMENTARES

Roberta Carbonari Muzy

Cada vez mais ouvimos que as dietas não funcionam para o emagrecimento e, na verdade, recentemente essa questão tem sido inclusive disseminada por profissionais renomados da nutrição. Importante esclarecer que a palavra dieta, nesse caso, é contextualizada como uma prescrição dietética que envolve restrição calórica ou de determinados alimentos, muitas vezes de grande intensidade, com intuito de perda de peso e prazo para começar e acabar. No entanto, a palavra "dieta" tem origem no latim *diaeta*, que vem do grego *díaita*, e significa, na verdade "modo de vida". Assim, se apenas analisássemos o cenário atual que busca uma saída para a obesidade com emagrecimento por meio de regime alimentar restritivo *versus* o significado de dieta = "modo de vida", já entenderíamos que o contexto em que as "dietas" têm sido empregadas está fadado ao fracasso.

Em 1994, o Ancel Keys Minnesota Starvation Experiment[1] nos trouxe à luz da ciência algumas questões importantes relacionadas à restrição alimentar. Para o estudo, 36 homens (de 22 a 33 anos), todos saudáveis e submetidos previamente a rigorosos testes de saúde física e mental, iniciaram uma dieta de 3.200 kcal/dia por um período de 12 semanas, com subsequente restrição calórica por 24 semanas (1.560 kcal/dia) e atividade física intensa. Após as duas fases do experimento, e 20 semanas de reabilitação do processo a que foram submetidos, alguns dos sintomas físicos e psicológicos foram salientados:

- Houve 25% de perda de peso, 40% de queda de taxa de metabolismo basal, 50% de redução de capacidade cardiovascular, 20% de redução do tamanho do coração e atrofia muscular.
- Sensação de frio e cansaço, depressão, comportamento hostil, preocupação excessiva com a comida, obsessão pela comida durante período restritivo, distúrbios de imagem, redução da libido, compulsão alimentar, reganho de peso e casos de automutilação.

Esse experimento de Minnesota terminou em outubro de 1945, e seus resultados pintaram uma imagem vívida do declínio físico e psicológico causado pela fome, oferecendo diretrizes sobre reabilitação. Na reabilitação restrita, as calorias foram aumentadas em incrementos. O experimento também analisou reabilitação irrestrita e, apesar de os participantes terem sido advertidos e orientados a respeito, alguns desenvolveram comportamentos de *overeating*.

Durante os anos que se seguiram e, de maneira mais intensa, na atualidade, ainda se estuda a relação entre restrição e desenvolvimento de desordens de cunho alimentar e psicológico, apontando que a restrição pode trazer consequências reversas na grande maioria dos casos. Um estudo de coorte de três anos apontou que a prática de dietas representa um risco para o desenvolvimento de transtornos alimentares (TA) até 18 vezes maior, e que, portanto, essa conduta não deve ser estimulada indiscriminadamente.[2] Embora a restrição alimentar seja um predisponente e mantenedor comum de desordens alimentares, cabe enfatizar que os transtornos alimentares são fenômenos pluridimensionais resultantes da interação de diversos fatores de ordem pessoal, familiar e sociocultural, caracterizados pela preocupação intensa com alimento, peso e corpo;[3] falaremos mais a respeito desses fatores neste capítulo.

Como estamos tratando de emagrecimento, é relevante que saibamos que a busca pelo emagrecimento nem sempre segue um caminho seguro. Dietas dos mais diversos tipos e restrições são distribuídas e incentivadas há tempos em revistas, jornais e hoje, com maior exposição e alcance, nas mídias sociais. Tal exposição atinge aqueles que anseiam pela perda de peso e, por muitas vezes, os leva à adesão de restrições intensas, agudas ou crônicas, privações, jejuns, atividade física excessiva, entre outras medidas que podem acarretar impacto significativo, e algumas vezes definitivo, no ato de comer e na saúde física e mental do indivíduo. Fato é que tal condição pode ser o gatilho para o desenvolvimento de um desequilíbrio de ordem psiquiátrica, como os transtornos de imagem e alimentares.[4]

Os índices de obesidade têm crescido entre a população jovem e adulta de modo preocupante. Porém, de forma similar, observa-se o comportamento da prevalência de transtornos alimentares, que têm se tornado um foco de saúde pública por consistir em risco aumentado de ordem física e psicológica e decréscimo de expectativa de vida do indivíduo.[5,6]

Neste capítulo, vamos abordar o emagrecimento no âmbito de distúrbios alimentares, principalmente ligadas ao *overeating*, como o transtorno de compulsão alimentar (TCA), uma vez que o TCA está diretamente relacionado ao ganho de peso com o decorrer do tempo.

A seguir, explanaremos as características diagnósticas, comportamentais e o papel do nutricionista no acompanhamento de pacientes com transtorno de compulsão alimentar. Cabe ressaltar que, por ser a compulsão um predisponente do ganho de peso, na maioria das vezes, o nutricionista é o primeiro profissional a receber esse paciente que busca tratar a consequência do que ele considera seu problema: o ganho de peso; quando na verdade essa é apenas uma das consequências dos problemas que verdadeiramente necessitam atenção: os gatilhos e comportamentos que o conduzem ao comer transtornado e o impacto psicológico desse processo.

TRANSTORNO ALIMENTARES

Os transtornos alimentares (TA) estão associados ao comprometimento notável da qualidade de vida e a um impacto no ambiente de convívio familiar, no trabalho, na vida pessoal e social de maneira geral.[7,8] Frequentemente, ocorrem com outros distúrbios de saúde mental, particularmente distúrbios de ansiedade e depressão.[6]

A maior prevalência do desenvolvimento da anorexia nervosa é observada no início da adolescência, mas pode ocorrer em qualquer idade, inclusive na infância.[9] Na bulimia nervosa e no transtorno da compulsão alimentar, o início é mais comum na adolescência, início da juventude e na idade adulta;[10] e o transtorno da compulsão alimentar é observado, em especial, também mais comumente como um distúrbio de meia-idade com uma frequência de gênero muito mais uniforme. É importante frisar que todos os distúrbios alimentares podem surgir em qualquer idade e em mulheres e homens. Embora todos os fatores socioculturais, biológicos e psicológicos contribuam para a etiologia dos transtornos alimentares, o fator de risco sociodemográfico mais forte para o desenvolvimento de distúrbio alimentar continua sendo o sexo feminino e o mundo desenvolvido, em que o "ideal magro" prevalece.

Em todos os transtornos alimentares há um aumento de risco na herdabilidade genética e na frequência de presença de histórico familiar. A menarca precoce também está relacionada ao risco aumentado. Estuda-se a importância das alterações epigenéticas na estrutura do DNA, que resultam em mudanças duradouras na expressão gênica e que são transmitidas às gerações subsequentes.[11]

Os fatores psicológicos incluem uma forma de desenvolvimento de preocupação com o peso e traços de personalidade específicos, principalmente baixa autoestima (todos os transtornos alimentares), altos níveis de perfeccionismo para pessoas com anorexia nervosa (AN) e impulsividade para distúrbios bulímicos e compulsão. Experiências adversas, incluindo abuso emocional e sexual de crianças, aumentam a vulnerabilidade pessoal, provavelmente impedindo um senso robusto de autoestima e enfrentamento adaptativo. O transtorno alimentar fornece uma suposta sensação de autocontrole e autorregulação ou bloqueio de emoções ao indivíduo.[12]

TRANSTORNO DE COMPULSÃO ALIMENTAR

A História

A compulsão alimentar como um fenômeno foi definida, pela primeira vez, por Albert Stunkard em 1959, que relatou um paciente de 37 anos chamado Hyman Cohen que se definiu um "comedor compulsivo", atribuindo isso a uma sensação anormal de fome. Cohen, a princípio, não tinha problemas emocionais óbvios e buscava ajuda com o intuito de controlar a sua alimentação, alegando ser capaz de seguir dietas e perder muito peso. Em contrapartida, para manter o peso alcançado, relatava grande dificuldade, atribuindo essa dificuldade ao que definiu como problemas com força de vontade.

Foi a epidemia de bulimia no final da década de 1970 que trouxe novamente à luz do entendimento a compulsão alimentar, levando à redescoberta de uma associação entre compulsão alimentar e problemas com o peso. Até então, a compulsão alimentar era considerada um distúrbio médico tratado por alguns clínicos com anticonvulsivantes, até que a bulimia nervosa, proposta por Gerald Russell em 1979, foi definida e descrita com critério diagnóstico no Manual Diagnóstico e Estatístico de Transtornos Mentais (DSM) em 1980.

Houve muito trabalho para determinar a prevalência e a etiologia da compulsão alimentar e a primeira solução para isso foi, inicialmente, a de Christopher Fairburn e Garner, em 1986, de manter um diagnóstico de bulimia para pessoas obesas sem presença de purgação. Isso levou à proposta de Spizer e cols.,[13] de um diagnóstico de compulsão alimentar para a bulimia sem purgação. Os critérios para o TCA descrevem a ingestão de quantidades de alimentos maiores que o normal, em curto período de tempo, com sensação de perda de controle e sentimentos como vergonha e nojo por comer. O distúrbio foi reclassificado sob "transtorno alimentar não especificado" na década de 1990. Em seguida, foi reconhecido com sua própria categoria de diagnóstico no DSM-5.

O transtorno alimentar não especificado inclui as seguintes categorias:

1. Qualquer distúrbio alimentar de significado clínico, com presença de sofrimento clínico significativo e prejuízo psicológico e social, porém que não atenda aos critérios completos para AN, BN ou TCA.

2. Síndromes parciais de AN, BN ou TCA (com falha em um ou mais critérios).

3. Síndromes parciais do transtorno da compulsão alimentar – compulsão alimentar subjetiva, geralmente descrita pelos pacientes como "alimentação compulsiva" – e outras formas de alimentação que não atendem aos critérios completos para transtorno da compulsão alimentar. Para atender ao diagnóstico de síndrome parcial, muitas características do transtorno da compulsão alimentar estarão presentes, como pensamentos autodepreciativos, perda ocasional de controle e presença de desejos por alimentos considerados proibidos.

4. Situações em que o profissional de saúde opta por não especificar a razão pela qual os critérios para um transtorno alimentar específico não são satisfeitos ou em que não há informações suficientes para que seja feito um diagnóstico mais específico.

Características diagnósticas

O TCA tem como característica diagnóstica recorrentes episódios (recorrência de ao menos uma vez por semana, estendendo-se por ao menos três meses) de ingestão alimentar muito superior à realizada em condições regulares, normalmente até o desconforto gástrico, mesmo na ausência de fome fisiológica, e em um intervalo pequeno de tempo de, em média, duas horas (DSM-5).

Um indicador da perda de controle é a incapacidade de evitar comer ou de parar de comer depois de começar. Os episódios são seguidos de sentimentos de repulsa, como nojo, vergonha, culpa, sensação de fracasso e arrependimento. A ocorrência dos episódios é relatada, predominantemente, sem presença de outras pessoas, de maneira "escondida", normalmente por vergonha de quanto se está comendo.[14]

O transtorno de compulsão alimentar (TCA) não está associado ao uso recorrente de comportamento compensatório inapropriado como na bulimia nervosa (BN), não ocorre exclusivamente durante o curso de bulimia nervosa e difere-se do comer com exagero mediante presença de alimento palatável, saboroso, sendo caracterizado mais por uma anormalidade na quantidade de alimento consumido do que pela fissura por um nutriente específico. Lanches contínuos, porém em pequenas quantidades ao longo do dia, também não seriam considerados compulsão alimentar de acordo com o DSM-5. Cabe ressaltar que não é necessário que um episódio de TCA se limite a um contexto único – um indivíduo pode começar a comer compulsivamente em um local público e depois continuar a comer ao chegar em casa, por exemplo.

O nível mínimo de gravidade do quadro baseia-se na frequência de episódios de compulsão alimentar, e pode ser ampliado de maneira a refletir outros sintomas e o grau de incapacidade funcional: leve, de 1 a 3 episódios de compulsão alimentar por semana; moderada, de 4 a 7 episódios por semana; grave, de 8 a 13 episódios por semana; e extrema, com 14 ou mais episódios por semana.

Predisponentes comuns

O afeto negativo é observado como o antecedente mais comum da compulsão alimentar. Outros gatilhos incluem estressores interpessoais; restrições alimentares; sentimentos negativos relacionados ao peso, forma corporal e ao alimento; e o tédio (DSM-5).

A compulsão alimentar pode minimizar ou aliviar fatores que precipitaram o episódio em curto prazo, porém a autoavaliação negativa e a disforia, com frequência, são as consequências tardias.

Embora as pesquisas sejam limitadas, investigações nessa população sugerem uma associação entre compulsão alimentar e elevada ansiedade social. Especula-se que essa associação seja, parcialmente, devido a tentativas de regulação de afeto, aumentada autoconsciência, ou excesso de preocupação cognitiva com a aparência física, eventualmente, resultando em uma estratégia "desadaptativa" de compulsão e expurgação.[15-17]

O transtorno pode ocorrer em indivíduos de peso normal, com sobrepeso e obesos, e é consistentemente associado ao sobrepeso e à obesidade em indivíduos que buscam tratamento. Contudo, é distinto da obesidade e as taxas de comorbidade psiquiátrica são significativamente maiores entre indivíduos obesos com o transtorno, se comparados aos que não o têm.

Observa-se a identificação de um ciclo vicioso entre ansiedade e frequência de compulsão alimentar em adultos obesos, uma vez que pesquisas sugerem que a compulsão alimentar pode servir como um método pelo qual alguns indivíduos lidam com a ansiedade,[18] ao mesmo passo que o aumento dos episódios compulsivos conduz ao aumento da ansiedade social.[19]

A ansiedade é comumente associada com o comer compulsivo e desordens de peso, e tem se apresentado em ambos os grupos, indivíduos com obesidade e com transtorno alimentar, com prevalência estimada de 40% para adolescentes obesos e taxas acima de 33% para aqueles com transtorno alimentar,[20] comparadas a 3,5% em mulheres e 2,0% em homens na população não obesa.[6]

Um melhor entendimento da relação entre ansiedade, compulsão e obesidade se faz necessário; no entanto, as evidências sugerem que o transtorno pode estar associado também a um risco maior de ganho de peso e desenvolvimento de obesidade.

Um estudo retrospectivo analisou adolescentes (n = 490) em tratamento de ansiedade e obesidade, verificando, simultaneamente, a prevalência de ansiedade entre o grupo que desenvolveu e o que não desenvolveu transtorno de compulsão alimentar. Verificou-se que apenas 16% dos adolescentes obesos em quadro de ansiedade não apresentavam episódios de compulsão, e 59% da amostra de adolescentes obesos com quadro de ansiedade apresentavam também o transtorno de compulsão alimentar.[21]

Na **Tabela 6.1**, verificamos que as taxas de escores clinicamente elevados de ansiedade social (acima do limiar de corte clínico) variaram de 16% naqueles com obesidade grave sem compulsão, até uma alta prevalência de 59% naqueles com transtornos alimentares (TA) com sintomas de compulsão alimentar. Análises usando os valores de p corrigidos por Bonferroni revelaram que pacientes com diagnóstico de TA, que praticavam compulsão alimentar, apresentaram escores t de ansiedade social significativamente mais altos do que os outros três grupos ($p < 0,05$). De modo geral, pacientes com TA tiveram escores t de ansiedade social mais altos do que aqueles com obesidade, e pacientes que relataram a prática da compulsão alimentar apresentaram escores t de ansiedade social mais altos do que aqueles que não tiveram compulsão.

Os episódios traumáticos, principalmente na infância e início da vida adulta, também demonstraram uma correlação significativa na incidência de episódios compulsivos. Um artigo recente[22] avaliou a associação entre experiências traumáticas na infância e início da idade adulta e transtorno da compulsão alimentar na idade adulta em 326 pacientes do sexo masculino e 1.158 do sexo feminino. Uma entrevista clínica estruturada pelo DSM-4 (SCID-I/P) e adaptada à exploração para o diagnóstico de TCA e para distúrbios da infância foi conduzida por um psiquiatra. A negligência emocional foi o evento mais frequente

Tabela 6.1. Frequências de ansiedade social e escores de ansiedade social clinicamente elevados em pacientes pediátricos com obesidade e com transtornos alimentares

	Obese/sem compulsão (n = 92)	Obeso/ compulsivo (n = 90)	ED/sem compulsão (n = 168)	ED/compulsivo (n = 140)
Acima de CC (%)[a]	15 (16%)	33 (37%)	80 (48%)	83 (59%)
Escore MASC-AS t[b]	51,63* (12,57)	59,21* (12,84)	61,95* (13,24)	65,77* (10,99)

CC: limiar de corte clínico de 65.
*Efeito significativo entre pacientes em $\alpha = 0,95$ ($p < 0,05$).
[a]Os valores fornecidos estão em frequências e porcentagem (%).
[b]Os valores dados são médias e desvios-padrão (DP).

(77,8% do sexo feminino *vs.* 63,5% do sexo masculino, $p < 0,0001$), seguida de abuso físico (23,3%), violência doméstica (17,7%) e abuso sexual (11,8% do sexo feminino e 2,8% do sexo masculino, $p < 0,0001$).

O estudo também verificou taxa de prevalência de TCA, em toda a população, de 34,9%. Os preditores independentes de TCA observados foram negligência emocional em pacientes obesos do sexo masculino (OR = 3,49; IC95% (1,94-6,29); $p < 0,0001$) e abuso físico (OR = 1,56; IC95% (1,14-2,12); $p = 0,0047$), negligência emocional (OR = 1,83; IC95% (1,37-2,44); $p < 0,0001$) e abuso sexual (OR = 1,80; IC95% (1,22-2,65); $p = 0,0029$) em pacientes do sexo feminino (**Figura 6.1**).

Entender as relações entre abusos e traumas passados, percepção corporal e comportamentos alimentares parece fundamental. Como os pacientes com TCA podem estar envolvidos em outros comportamentos arriscados para a saúde, incluindo abuso de substâncias, depressão ou suicídio, é importante que o indivíduo receba suporte profissional psicológico na abordagem do histórico de abuso físico ou emocional na infância, especialmente durante o manejo pré-operatório da obesidade.[23,24] Esses achados apoiam a necessidade de incorporar informações sobre a história do desenvolvimento e fatores cognitivos na avaliação e tratamento de indivíduos com distúrbios alimentares.

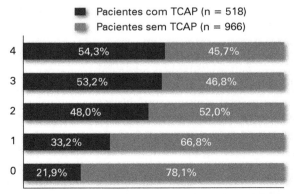

Figura 6.1. *Proporção de pacientes com TCAP ou sem TCAP, de acordo com o número de traumas psicológicos. (Fonte: Quilliot D, et al. 2019.[22])*

A verdade é que não podemos procurar a causa em estados físicos ou psicológicos, em uma história pessoal de trauma ou mesmo nos processos psicológicos de grupos.[25] Em vez disso, podemos ver um distúrbio alimentar como o ponto final dos processos de interação. Mesmo nos casos em que há um trauma identificável, as contribuições relativas de cada elemento não são comprovadas.

São diversas as influências que afetam um indivíduo e que o predispõem a distúrbios alimentares: a cultura da dieta; a pressão pela magreza; preconceitos reforçados por opiniões culturais sobre a gordura, que criam e aumentam a ansiedade sobre o ganho de peso; o estresse gerado na tentativa de identificação das "más propriedades" dos alimentos também reforçada por uma sobrecarga de informações pseudocientíficas sobre saúde nutricional, o que aumenta a ansiedade relacionada ao ato de comer; a genética; o histórico familiar; fatores neurológicos; puberdade; desenvolvimento; sexualidade; família; traumas e restrições alimentares intensas são alguns dos fatores já identificados no histórico de indivíduos com transtorno alimentar.

A dieta como predisponente e mantenedora do TCA

Em termos muito simples, um distúrbio alimentar evolui em uma pessoa quando a dieta ocorre em um contexto de fatores da personalidade e da história pessoal que tornam o indivíduo vulnerável ao abuso de alimentos. Pesquisas nos mostram claramente que a restrição alimentar (dieta), geralmente precede a maioria dos distúrbios alimentares. Fazer dieta não causa distúrbios alimentares, pois um grande número de pessoas faz dieta e apenas alguns desenvolvem distúrbios alimentares. No entanto, fazer dieta é uma "condição necessária" da qual o distúrbio alimentar pode emergir.

À medida que esse processo de dietas intensas e restrições severas avança, outros processos começam a operar, servindo como combustível para manter ou agravar o distúrbio. Por exemplo, fazer dieta em algumas pessoas causa compulsão por rebote, o que pode levar ao uso imaginativo de estratégias para lidar com a sobrecarga calórica (como a purgação), servindo apenas para tornar os ciclos de restrição e compulsão alimentar ainda piores.[26]

Na ânsia por resultados e mediante um estado psicológico já fragilizado, o indivíduo não consegue identificar que a dieta, no entanto, não entregará o que "promete" e, desse modo, acaba por culpar a si mesmo pelo fracasso, pela falha, pela suposta "ausência de disciplina", o que contribui ainda mais para a baixa autoestima e novos episódios de compulsão na tentativa de regular essas emoções com alimentos.

Princípios gerais de tratamento para os transtornos alimentares

Os transtornos alimentares são considerados doenças irrecuperáveis, porém com possibilidade de controle de sintomatologia. De acordo com a American Dietetic Association,[27] a prevenção pode servir como o tratamento mais lógico e econômico, e os esforços de prevenção enfatizam a alimentação intuitiva,[28] abordam a internalização, autoconhecimento e desafiam as distorções de imagem na promoção da aceitação do corpo e redução de risco de desordem alimentar. Os nutricionistas devem buscar apoiar comportamentos centrados na saúde, ao invés de dietas centradas na redução de peso.[29]

O transtorno alimentar deve ser, preferencialmente, tratado por equipe multidisciplinar, e as opções de tratamento devem ser apoiadas com base nas evidências científicas, diretrizes disponíveis e no consenso de especialistas, devendo ser discutidas com o indivíduo e sua família a fim de se maximizar as possibilidades de adesão ao tratamento e de melhoria do quadro.[30]

No que tange ao tratamento da compulsão alimentar, é de extrema importância que o tratamento seja centrado no indivíduo e não no emagrecimento ou estética corporal.

O acompanhamento nutricional deve visar à promoção de hábitos alimentares saudáveis, cessação de comportamentos prejudiciais (como a restrição, a compulsão) e melhoria na relação do paciente com o alimento e o corpo. Dietas e restrições que visam ao emagrecimento, como já explanamos anteriormente no capítulo, não se fazem apropriadas para o paciente que já apresenta um ciclo prejudicial de restrição e compulsão,[2,31] uma vez que contribuem para a manutenção do estado transtornado em que o indivíduo se apresenta.[26]

A menos que haja contraindicações, ou que o indivíduo se oponha, familiares ou outras pessoas importantes ao paciente devem ser alistadas como parceiras no processo de tratamento e, dada a carga considerável sobre os membros da família, é importante que a família receba apoio psicológico, na maioria das vezes, e informações adequadas.

Idealmente, os membros da equipe devem possuir conhecimentos especializados, habilidades e experiência na área de distúrbios alimentares, comportamento alimentar, técnicas de comunicação e conhecimento além do básico inerente ao profissional de nutrição.[14] Embora os membros da equipe possam ter perspectivas diferentes, uma abordagem unida na entrega do tratamento é fundamental. Vale enfatizar que os profissionais de nutrição que trabalham com pacientes com transtorno alimentar precisam de um bom entendimento dos limites profissionais, de intervenção nutricional e da psicodinâmica dos TA, apropriando-se do entendimento de que vários componentes da avaliação nutricional podem contribuir para o tratamento[27] e sabendo identificar a necessidade de intervenção médica ou hospitalar no tratamento.

A educação nutricional abrange conceitos de alimentação saudável, tipos, funções e fontes dos nutrientes, recomendações nutricionais, consequências da restrição alimentar e das purgações, e o trabalho de modo mais intenso da relação que o paciente tem com os alimentos e o seu corpo, ajudando-o a identificar os significados que o corpo e a alimentação possuem.[32]

Uma história alimentar pode ser mais rica em informações que conduzirão a abordagem do tratamento do que testes laboratoriais e atual ingestão alimentar; assim como anamnese detalhada e histórico da doença na linha do tempo podem levantar possíveis deficiências de micronutrientes a serem investigadas, especificamente na anorexia nervosa e na bulimia nervosa.[33]

A motivação ou a prontidão para mudar, determinada por entrevistas motivacionais, é uma ferramenta utilizada para uma abordagem colaborativa, centrada no cliente, e de aprimoramento da motivação intrínseca à mudança.[34]

Uma abordagem rígida ao diagnóstico deve ser evitada.[35] Definições de gravidade empiricamente sustentadas ainda estão em desenvolvimento[36] e, embora medidas físicas (p. ex., IMC e indicadores mais específicos de desnutrição, como amenorreia, hipotensão, bradicardia, hipotermia e neutropenia) sejam comumente usadas como marcadores de gravidade, sintomas psicológicos e histórico clínico também contribuem para as formulações de gravidade.[37] Não existem estudos suficientes sobre diferenças de gênero para informar a necessidade de grandes diferenças nas abordagens de avaliação ou na entrega de tratamento para homens.[38]

O atendimento a pessoas com transtornos alimentares deve ser fornecido em uma estrutura que apoie os valores dos cuidados orientados à recuperação, reconhecendo e considerando as possibilidades de recuperação e bem-estar inerentes aos indivíduos com problemas de saúde de ordem psicológica/psiquiátrica, maximizando a autogestão da saúde mental e bem-estar, promovendo suporte às famílias devido aos desafios que a situação apresenta. Deve também fornecer tratamento, terapia, reabilitação e apoio psicossocial com base em evidências para o alcance de melhores resultados para sua saúde mental, saúde física e bem-estar, oferecidos em um cenário menos restritivo e mais adequado às necessidades e preferências do indivíduo.[39]

COMENTÁRIOS DO AUTOR
Acessando o conteúdo deste QR code você ouvirá orientações do autor sobre este capítulo.

REFERÊNCIAS BIBLIOGRÁFICAS

1. Keys A, Brozek J, Henshel A, Mickelsen O, Taylor HL. The biology of human starvation. Minneapolis: University of Minnesota Press. 1950; v. 1-2.
2. Patton GC, Selzer R, Coffey C, Carlin JB, Wolfe R. Onset of adolescent eating disorders: population based cohort study over 3 year. BMJ. 1999; 318(7186):765-8.
3. Souto SG. Vivências e significados dos transtornos alimentares através da narrativa de mulheres [dissertação]. Fortaleza: Universidade Federal do Ceará; 2002.
4. Racine SE, Culbert KM, Larson CL, Klump KL. The possible influence of impulsivity and dietary restraint on associations between serotonin genes and binge eating. J Psychiatr Res. 2009; 43(16):1278-86. doi: 10.1016/j.jpsychires.2009.05.002.
5. Rome ES, Ammerman S. Medical complications of eating disorders: an update. J Adolesc Health. 2003; 33(6):418-26. doi: 10.1016/j.jadohealth.2003.07.002.
6. Hudson JI, Hiripi E, Pope Jr HG, Kessler RC. The prevalence and correlates of eating disorders in the National Comorbidity Survey Replication. Biol Psychiatry. 2007; 61:348-58.
7. Mitchison D, Hay P, Slewa-Younan S, Mond J. Time trends in population prevalence of eating disorder behaviors and their relationship to quality of life. PloS One. 2012; 7:e48450.
8. Mond JM, Hay P, Rodgers B, Owen C. Quality of life impairment in a community sample of women with eating disorders. Aust N Z J Psychiatry. 2012; 46:561-8.
9. Madden S, Morris A, Zurynski YA, et al. Burden of eating disorders in 5-13-year-old children in Australia. Med J Aust. 2009; 190:410-4.
10. Stice E, Marti CN, Rohde P. Prevalence, incidence, impairment, and course of the proposed DSM-5 eating disorder diagnoses in an 8-year prospective community study of young women. J Abnorm Psychol. 2013; 122:445-57.
11. McDonald S. Understanding the genetics and epigenetics of bulimia nervosa/bulimia spectrum disorder and comorbid borderline personality disorder (BN/BSD-BPD): a systematic review. Eat Weight Disord. 2019; 24(5):799-814. doi: 10.1007/s40519-019-00688-7.
12. Stice E, Shaw HE. Role of body dissatisfaction in the onset and maintenance of eating pathology. J Psychos Res. 2002; 53(5):985-93. doi: 10.1016/s0022-3999 (02)00488-9.
13. Spitzer RL, Yanovski S, Wadden T, et al. Binge eating disorder: its further validation in a multisite study. Int J Eat Dis. 1993; 13:137-53.
14. American Psychiatry Association. Diagnostic and Statistical Manual of Mental Disorders. 5 ed. APA; 2013.
15. Ostrovsky NW, Swencionis C, Wylie-Rosett J, Isasi CR. Social anxiety and disordered overeating: an association among overweight and obese individuals. Eat Behav. 2013; 14(2):145-8. doi: 10.1016/j.eatbeh.2013.01.009.
16. Sawaoka T, Barnes RD, Blomquist KK, Masheb RM, Grilo CM. Social anxiety and self-consciousness in binge eating disorder: associations with eating disorder psychopathology. Compr Psychiatry. 2012; 53(6):740-5. doi: 10.1016/j.compp sych.2011.10.003.
17. Koskina A, Van den Eynde F, Meisel S, Campbell IC, Schmidt U. Social appearance anxiety and bulimia nervosa. Eat Weight Disord. 2011; 16(2):e142-5. doi: 10.1007/BF03325321.
18. Rosenbaum DL, White KS. The role of anxiety in binge eating behavior: a critical examination of theory and empirical literature. Health Psychol Res. 2013; 1(2):e19.

19. Neumark-Sztainer D, Wall M, Guo J, Story M, Haines J, Eisenberg M. Obesity, disordered eating, and eating disorders in a longitudinal study of adolescents: how do dieters fare five years later? J Am Diet Assoc. 2006; 106(4):559-68. doi: 10.1016/j. jada.2006.01.003.

20. Godart NT, Flament MF, Perdereau F, Jeammet P. Comorbidity between eating disorders and anxiety disorders: a review. Int J Eat Disord. 2002; 32(3):253-70. doi: 10.1002/eat.10096.

21. Spettigue W, et al. Binge eating and social anxiety in treatment-seeking adolescents with eating disorders or severe obesity. Eat Weight Disord. 2020; 25(3):787-93. doi: 10.1007/s40519-019-00689-6.

22. Quilliot D, Brunaud L, Mathieu J, Quenot C, Sirveaux MA, Kahn JP, et al. Links between traumatic experiences in childhood or early adulthood and lifetime binge eating disorder. Psychiatry Res. 2019; 276:134-41. doi: 10.1016/j.psychres.2019.05.008.

23. Kenardy J, Ball K. Disordered eating, weight dissatisfaction and dieting in relation to unwanted childhood sexual experiences in a community sample. J Psychosom Res. 1998; 44:327-37.

24. Grilo CM, Masheb RM. Childhood maltreatment and personality disorders in adult patients with binge eating disorder. Acta Psychiatr Scand. 2002; 106:183-8.

25. Goss KP, Gilbert P. Eating disorders, shame and pride: a cognitivebehavioural functional analysis. In: P. Gilbert, J. Miles (eds). Body Shame: Conceptualization, Research and Treatment. Hove: Brunner-Routledge. 2002; 3-54.

26. Polivy J, Herman CP. Distress and eating: Why do dieters overeat? Int J Eat Disord. 1999; 26(2):153-64.

27. American Dietetic Association; Ozier AD, Henry BW. Position of the American Dietetic Association: nutrition intervention in the treatment of eating disorders. J Am Diet Assoc. 2011; 111:1236-41.

28. Bacon L, Stern JS, Van Loan MD, Keim NL. Size acceptance and intuitive eating improve health for obese, female chronic dieters. J Am Diet Assoc. 2005; 105:929-36.

29. Eriksson L, Baigi A, Marklund B, Lindgren EC. Social physique anxiety and sociocultural attitudes toward appearance impact on orthorexia test in fitness participants. Scand J Med Sci Sports. 2008; 18:389-94.

30. Wilson GT, Shafran R. Eating disorders guidelines from NICE. Lancet. 2005; 365(9453):79-81. doi: 10.1016/s0140-6736(04)17669-1.

31. Yager J, Devlin MJ, Halmi KA, Herzog DB, Mitchell JE, Powers P, Zerbe KJ. Guideline Watch (August 2012): Practice Guideline for the Treatment of Patients With Eating Disorders. 3 ed. Focus. 2014; 12(4):416-31. doi: 10.1176/appi.focus.120404.

32. American Dietetic Association. Position of the American Dietetic Association: nutritional intervention in the treatment of anorexia nervosa, bulimia nervosa and binge eating. J Am Diet Assoc. 1994; 94:902-7.

33. Wilson GT, Grilo CM, Vitousek KM. Psychological treatment for eating disorders. Am Psychol. 2007; 62:199-216.

34. Rollnick S, Miller WR, Butler CC. Motivational Interviewing in Health Care: Helping Patients Change Behavior. New York: Guilford Press. 2007; 74-5.

35. Pike KM. Classification, culture, and complexity: A global look at the diagnosis of eating disorders: Commentary on wildes and marcus: Incorporating dimensions into the classification of eating disorders. Int J Eating Dis. 2013; 46(5):408-11. doi: 10.1002/eat.22122.

36. Maguire S, le Grange D, Surgenor L, et al. Staging anorexia nervosa: conceptualizing illness severity. Early Interv Psy. 2008; 2(1):3-10. doi: 10.1111/j.1751-7893.2007.00049.x.

37. Maguire S, le Grange D, Surgenor L, et al. Staging anorexia nervosa: conceptualizing illness severity. Early Interv Psy. 2008; 2(1):3-10. doi:10.1111/j.1751-7893.2007.00049.x.

38. Murray SB, Rieger E, Karlov L, et al. Masculinity and femininity in the divergence of male body image concerns. J Eat Disord. 2013; 1:11. https://doi.org/10.1186/2050-2974-1-11.

39. Australian Health Ministers Advisory Council, 2013.

MICROBIOTA INTESTINAL NA OBESIDADE

Geovana Silva Fogaça Leite
Camila Guazzelli Marques
Ronaldo Vagner Thomatieli dos Santos
Antonio Herbert Lancha Junior

OBESIDADE E MICROBIOTA INTESTINAL: EXISTE RELAÇÃO?

A microbiota intestinal (MI) vem ganhando destaque nas últimas décadas no meio científico, explicado também pelo rápido desenvolvimento tecnológico que possibilitou maior compreensão dos microrganismos que habitam o intestino do ser humano, sua funcionalidade e seus papéis na saúde e na doença.[1] Nesse cenário, evidências recentes acrescentam que a MI é um fator contribuinte e potencial para o desenvolvimento da obesidade.[2,3]

A MI pode ser definida como uma diversa e densa comunidade de microrganismos que habitam o intestino humano, incluindo arqueias, vírus, fagos, fungos, protistas, nematoides e, prioritariamente, bactérias.[4-6] A composição da MI humana é definida, principalmente, por dois filos bacterianos, sendo eles o Bacteroidetes, que compreende gêneros Gram-negativos, e o Firmicutes, que abrange os gêneros Gram-positivos; havendo ainda a presença de alguns outros filos em menor proporção, como Actinobacteria, Proteobacteria e Verrucomicrobia.[5]

Entretanto, indica-se que há uma forte variação na composição entre os indivíduos em resposta ao meio ambiente, genética, hábitos alimentares, uso de antibióticos, influências de estilo de vida e, ainda, da composição corporal.[7]

Nesse contexto, estudos em animais começaram a demonstrar uma relação da massa corporal com a composição da MI. Em 2005, Ley e cols.,[8] a partir da utilização do sequenciamento genético 16S rRNA, demonstraram que a proporção de bactérias do filo Firmicutes estava significativamente aumentada, enquanto a de Bacteroidetes estava significativamente reduzida em camundongos obesos em comparação aos eutróficos. Desde então, outros os estudos corroboraram que a obesidade estava associada a alterações na abundância de bactérias dos filos Bacteroidetes e Firmicutes.[9-10] Ademais, evidenciou-se que o microbioma do obeso tinha uma capacidade aumentada de extrair energia da dieta.[9]

Ridaura e cols.[11] demonstraram que animais livres de "germes", quando colonizados com a MI humana de gêmeos obesos ou eutróficos, adotaram as características da microbiota do doador. Ou seja, aqueles que receberam a microbiota do obeso tiveram um aumento na adiposidade, enquanto aqueles que receberam a microbiota do eutrófico permaneceram magros. Além disso, os pesquisadores propuseram que as bactérias do filo Bacteroidetes eram amplamente responsáveis pela proteção contra o aumento da adiposidade.

Logo, vários mecanismos têm sido sugeridos para explicar a associação entre esses principais filos e, por conseguinte, entre a composição da MI e o desenvolvimento da obesidade em animais e seres humanos.[3,12] No entanto, os mecanismos ainda não estão totalmente elucidados; mas há destaque para um desses mecanismos, pois este parece possuir estreita relação com o estado inflamatório de baixo grau, comumente associado à obesidade e outras desordens metabólicas.

Esse mecanismo se inicia por mudanças na permeabilidade intestinal (PI), decorrente, principalmente, das alterações que ocorrem nas proteínas de junção, conhecidas como *tight junctions*, que estão presentes nas células epiteliais intestinais ou enterócitos.[13] Essas células sofrem processo de "afrouxamento", permitindo a passagem de substâncias com potencial patogênico, fenômeno descrito como *leak gut*. Já essas substâncias interagem com células do sistema imune presentes no sistema linfoide associado ao intestino e na corrente sanguínea, culminando no quadro de endotoxemia metabólica.[14] A endotoxemia metabólica é representada por elevadas concentrações de lipopolissacarídeos (LPS), um componente da parede celular das espécies bacterianas Gram-negativas que fica circulante em resposta a diversos estímulos. A presença dos LPS na circulação é proposta como resultado da sua difusão passiva através da barreira intestinal, onde a integridade dessas proteínas de junção, com destaque para claudinas e ocludinas, foi comprometida, acarretando aumento da PI.[14] Ainda, alguns estudos apontam sua capacidade de se translocar de forma transcelular pelo enterócitos intestinais.

Uma vez na circulação, os LPS se ligam à proteína de ligação a lipopolissacarídeos (LBP), uma proteína plasmática tipicamente expressa, que facilita a interação entre LPS e vários receptores e sítios de ligação. Essa ligação LPS-LBP permite a ativação de várias vias imunológicas clássicas, incluindo a ativação do fator nuclear-κB (NF-κB) e respostas inflamatórias subsequentes. Essas respostas inflamatórias locais e sistêmicas em resposta ao LPS são justificadas, principalmente, pela expressão do receptor *toll-like 4* (TLR4) em células imunológicas, como monócitos, macrófagos, neutrófilos e, ainda, em células não imunológicas, incluindo adipócitos, miócitos e células endoteliais.[14]

Embora o manejo dessa resposta inflamatória de baixo grau seja um fator proeminente, outros mecanismos subjacentes a MI também parecem ser relevantes na obesidade.

A MI é capaz de produzir metabólitos a partir da fermentação dos polissacarídeos e proteínas da dieta – são os chamados ácidos graxos de cadeia curta (AGCC), que incluem o acetato, o propionato e o butirato.[12,15] Os AGCC desempenham algumas funções no organismo humano, relacionadas à função da barreira intestinal, homeostase da glicose, sensibilidade à insulina, imunomodulação e regulação do apetite, ou seja, suas ações locais e sistêmicas afetam diretamente o intestino, o metabolismo e/ou a função dos tecidos periféricos, como tecido adiposo, músculo esquelético e tecido hepático.[16,17]

Os microrganismos intestinais são capazes de converter componentes dietéticos em vários metabólitos, não só em AGCC, mas também em ácido γ-aminobutírico (GABA), serotonina e outros neurotransmissores, que têm efeitos periféricos e centrais diferentes, alterando o metabolismo do hospedeiro e regulação central do apetite diretamente via estimulação vagal ou indiretamente por meio de mecanismos imuno-neuro-endócrinos.[18]

Portanto, sugere-se ainda que as alterações biológicas oriundas do intestino também são capazes de impactar na regulação central do apetite e da ingestão de alimentos, alterando determinantes de ingestão alimentar como a fome, saciedade e desejo pela comida, controlados, especialmente, pelo SNC.[18] Mecanismo importante a ser discutido na obesidade, haja vista que além das alterações metabólicas, a obesidade também é caracterizada como um distúrbio cognitivo-comportamental, com alteração do comportamento da ingestão de alimentos.[18]

No entanto, mais recentemente uma discussão veio à tona, haja vista que os AGCC promovem tantos efeitos no metabolismo do indivíduo: será que quanto maior a produção de AGCC, melhor? Parece que não: sobretudo em obesos. Alguns autores têm sugerido que uma superprodução de AGCC pode ser desfavorável, pois parece contribuir para o aumento da extração de energia e induzir outros efeitos no tecido adiposo nessa população, favorecendo a adipogênese.[12,15,16] No entanto, esse mecanismo ainda é pouco discutido na literatura, e essa linha tênue na produção dos AGCC e, por conseguinte, o papel dúbio que apresentam na obesidade, ainda está sendo elucidado pela ciência.

Portanto, os *links* e os mecanismos pelos quais a MI se relaciona com a massa corporal, sobretudo com a obesidade, ainda estão sendo esclarecidos.

RELAÇÃO ENTRE MICROBIOTA INTESTINAL E DIETA, TIPOS DE DIETA E INTERVENÇÕES DIETÉTICAS ESPECÍFICAS

Embora a composição da microbiota intestinal (MI) seja bastante resiliente ao longo da vida de um indivíduo, ela pode ser modificada por estímulos endógenos e exógenos.[19,20] Nesse sentido, a dieta parece ser um importante fator exógeno que afeta a MI, sendo determinante para a sua composição, diversidade, riqueza e função.[21]

A capacidade de a dieta influenciar a ecologia microbiana foi reconhecida, pela primeira vez, há mais de um século.[20] No entanto, nas últimas décadas, os estudos de intervenção humana têm investigado até que ponto e de que maneira a dieta e/ou componentes alimentares específicos interatuam com a MI e, por conseguinte, poderiam promover efeitos benéficos ou deletérios à saúde.[22]

Pesquisadores propõem haver uma relação mutualística entre a dieta e a MI,[20] uma vez que os nutrientes são capazes de, após se ligarem a receptores específicos dispostos nas membranas das células e microrganismos, deflagrar uma série de reações, podendo diretamente promover ou inibir seu crescimento, bem como modular sua funcionalidade e impactar processos biológicos fundamentais.[18,20] Nesse cenário, acrescenta-se que a dieta não afeta apenas a abundância relativa e absoluta de bactérias intestinais, mas também sua cinética de crescimento.[22] Por sua vez, os microrganismos intestinais podem influenciar a absorção, metabolismo e armazenamento dos nutrientes ingeridos, impactando direta ou indiretamente a função do sistema imune, o metabolismo energético, a composição corporal e, até mesmo, o sistema nervoso central (SNC).[20]

Portanto, os nutrientes parecem influenciar não só o metabolismo bacteriano, mas também favorecer espécies no meio intestinal.[20] Acredita-se que alguns microrganismos são capazes de extrair energia de constituintes dietéticos específicos, conferindo a eles maior vantagem nos processos de proliferação.[22] Os principais constituintes dietéticos envolvidos são os carboidratos indigeríveis (ou não digeríveis), denominados glicanos, que são representados pelo amido resistente, inulina, lignina, pectina, celulose e fruto-oligossacarídeos (FOS), conhecidos como fibras dietéticas.

Os carboidratos não digeríveis (CND) não são degradados pelas enzimas humanas, sendo, portanto, apenas degradados por enzimas presentes em diferentes bactérias, incluindo alguns gêneros como *Bacteroides*, *Bifidobacterium* e *Ruminococcus*, pelo fato de apresentarem as CAZymes (denominadas enzimas carboidrato-ativas). Contudo, a presença e atividade dessas enzimas difere entre os gêneros bacterianos. Acredita-se que, nos *Bacteroides*, o repertório genético da CAZyme é preditivo de uma competitividade específica de espécies induzida por glicano, dando a esse gênero maior eficiência enzimática e maior aproveitamento das fibras dietéticas, sendo um fator importante na colonização dos membros desse gênero em humanos.[22]

A partir dessa breve abordagem mecanicista, diversos estudos sugerem que a composição dos alimentos, considerando macronutrientes, micronutrientes, bem como a matriz alimentar, pode influenciar no equilíbrio bacteriano intestinal, principalmente quando o alimento em questão possui nutrientes que são acessíveis às bactérias intestinais.[20,22]

Portanto, essa temática vem sendo amplamente investigada nos últimos anos, principalmente no âmbito dos macronutrientes. No entanto, comparar intervenções nutricionais é um desafio, devido à disparidade entre os protocolos que são aplicados.

Nesse sentido, discutiremos particularmente a relação dos macronutrientes mais relevantes na MI, para posteriormente abordarmos os padrões alimentares, os diferentes tipos de dieta e intervenções nutricionais específicas.

Macronutrientes

Carboidratos não digeríveis

Entre os macronutrientes, os efeitos dos carboidratos, especificamente dos CND da dieta, como fibras e amido resistente, são os mais discutidos na literatura científica, principalmente pelo fato de serem fermentados por microrganismos residentes no intestino.[20,23]

O termo "fibra" é, comumente, utilizado para descrever esses carboidratos não digeríveis. Contudo, essa denominação parece ser problemática, embora usual, pois algumas fibras não são utilizadas pelos microrganismos intestinais, como, por exemplo, a celulose, enquanto outros carboidratos que são fermentados não são definidos como "fibra", como é o caso do amido resistente.[20] Inclusive, a denominação fibra solúvel e insolúvel tem sido, por alguns estudos, questionada, pois algumas fibras insolúveis parecem ser fermentadas por bactérias intestinais, ao passo que algumas fibras solúveis parecem não sofrer nenhum tipo de processo fermentativo. Assim, a nomenclatura ainda é algo que dificulta a compreen--são dos efeitos de cada tipo de carboidrato. Portanto, mais recentemente, alguns pesquisadores sugeriram o termo "carboidratos acessíveis à microbiota" para os carboidratos que são metabolizados pela MI[24] e, assim, são diferenciados daqueles que passam pelo trato digestivo sem sofrer interação com microrganismos.[25]

A MI produz milhares de enzimas complementares com diversas especificidades, permitindo despolimerizar (quebrar suas ligações glicosídicas) e fermentar carboidratos não digeríveis da dieta em compostos metabólicos absorvíveis pelo indivíduo, como o acetato, propionato e butirato, que são denominados ácidos graxos de cadeia curta (AGCC).[26] Os ACGC produzidos, em especial o butirato, são usados como fontes de energia nos colonócitos e, ainda, promovem equilíbrio para a produção e secreção de muco, o qual tem a importante função de cobrir e proteger o epitélio intestinal.[21] Além dos efeitos locais, esses AGCC são encaminhados para diferentes tecidos, em especial, o fígado. Esses compostos, especialmente o propionato, parecem colaborar para a redução da síntese de colesterol e, ainda, pelo metabolismo dos ácidos biliares, reduzir a disponibilidade de colesterol às lipoproteínas responsáveis pelo processo aterogênico.

Recentes estudos têm sugerido que os carboidratos não digeríveis apresentam um papel importante na integridade e função da barreira intestinal. Em 2016, Desai e cols.[26] evidenciaram, em animais colonizados com microbiota intestinal humana composta majoritariamente por bactérias comensais, que uma dieta pobre em fibras leva à proliferação de bactérias degradadoras de muco e, por conseguinte, à degradação dessa camada protetora, podendo assim aumentar a suscetibilidade a infecções e o desenvolvimento de doenças inflamatórias crônicas.

Outra consequência de uma dieta pobre em carboidratos não digeríveis ou acessíveis à microbiota é a redução na produção de AGCC.[20] Ducan e cols.[27] demonstraram, em obesos, que uma dieta para perda de peso, rica em proteína e com pouco carboidrato (24 g/dia) e, por conseguinte, pobre em carboidratos não digeríveis (6 g/dia), por quatro semanas, resultou em concentrações reduzidas de AGCC totais, especialmente do butirato. Além disso, houve uma diminuição significativa na proporção e no número total de *Roseburia* spp., *Eubacterium rectale* e *Bifidobacterium* spp.

Em contrapartida, estudos sugerem que uma dieta rica em carboidratos não digeríveis aumenta bifidobactérias e bactérias do ácido lático.[23] No entanto, os estudos são muito heterogêneos, principalmente pelos diferentes tipos de carboidratos não digeríveis que são estudados. Singh e cols.,[23] em uma revisão da literatura, expuseram alguns estudos que apresentaram que dietas compostas por carboidratos não digeríveis, ricas em grãos integrais e farelo de trigo, estão associadas ao aumento de bifidobactérias e lactobacilos. Outros estudos apontaram que outros tipos de carboidratos não digeríveis, como amido resistente e cevada integral, parecem aumentar a abundância de *Ruminococcus*, *E. rectale* e *Roseburia*, enquanto os fruto-oligossacarídeos e polidextrose parecem reduzir as espécies de *Clostridium* e *Enterococcus*.

Em suma, uma baixa ingestão de carboidratos não digeríveis parece influenciar na composição e diversidade microbiana e, por conseguinte, impactar na produção de AGCC e na integridade intestinal, promovendo efeitos deletérios à saúde humana.

Proteínas dietéticas

As proteínas advindas da dieta são nutrientes essenciais na proposta de uma dieta equilibrada. A oxidação de aminoácidos gera metabólitos que impactam na fisiologia humana; esses metabólitos incluem os ácidos graxos de cadeia ramificada (AGCR), indóis, fenóis, amônia e aminas.[20] Ademais, as proteínas fornecem a principal fonte de nitrogênio, essencial para a fermentação de carboidratos e a produção dos ácidos AGCC.[18] Portanto, esse macronutriente também influencia a composição microbiana e a produção de metabólitos.

Contudo, parece que a fonte proteica da dieta parece ser crucial na modificação das bactérias intestinais e, por conseguinte, nos efeitos metabólicos decorrentes que dependem da MI. Por exemplo, a produção do composto óxido de trimetilamina (TMAO) ocorre a partir da L-carnitina, abundante na proteína animal, mas não na proteína vegetal[20] e sua metabolização parece ser influenciada pelas bactérias intestinais.[19] O TMAO tem sido destaque nesse contexto, sobretudo, pela sua associação com eventos cardiovasculares e aterosclerose. Diferentes estudos têm discutido a respeito do consumo de proteína animal e seus desfechos negativos. Em complemento, estudos de coorte publicados nos últimos anos mostram que o aumento da ingestão de proteína animal aumenta o risco de mortalidade por doenças cardiovasculares, sugerindo que esse tipo de proteína parece favorecer diferentes alterações metabólicas que aumentam o risco de mortalidade.

No entanto, os grupos bacterianos e as interações envolvidas nesse processo precisam de maiores investigações. O que se tem visto é que uma dieta rica em L-carnitina, encontrada na carne vermelha, está associada a modificações na MI, sobretudo pelo gênero *Prevotella*.[22] Em complemento, uma recente revisão da literatura traz à tona essa discussão, apontando que as proteínas vegetais foram associadas ao aumento de *Bifidobacterium*, *Lactobacillus* e diminuição de *Bacteroides* e *Clostridium perfringens*, enquanto as proteínas animais foram associadas ao aumento de *Bacteroides, Alistipes, Bilophila, Ruminococcus* e diminuição de *Bifidobacterium*.[23]

A validade dessa discussão consiste no fato de que dietas ricas em proteínas são, frequentemente, incentivadas àqueles que objetivam redução de gordura corporal. Assim, deve-se ampliar os olhares a respeito do aumento da ingestão proteica para que se possa compreender os possíveis efeitos deletérios à saúde, sobretudo, mediados pela alteração da MI, principalmente quando essa ingestão proteica aumentada está associada ao baixo consumo de carboidratos não digeríveis.[18]

Gorduras

A ingestão de lipídios ou gorduras também parece alterar substancialmente a composição da MI. No entanto, assim como os carboidratos, os efeitos desse macronutriente sobre a MI são dependentes do tipo, da fonte e da quantidade consumida na dieta.

Os estudos em modelo animal e humano apontam que uma dieta rica em gordura influencia a composição da MI, principalmente por reduzir o filo Bacteroidetes e aumentar os filos Firmicutes e Proteobacteria.[18] Essas alterações têm sido associadas ao aumento da translocação de LPS e ativação da cascata inflamatória mediada pelo TLR-4, favorecendo a inflamação sistêmica crônica de baixo grau e a resistência à insulina.[28]

No entanto, como citado anteriormente, os estudos indicam que não é só a quantidade de gordura que influencia a MI. Com o objeto de avaliar os impactos das fontes de gordura sobre a MI, Caesar e cols.[28] alimentaram camundongos por um período de 11 semanas com dietas isocalóricas que diferiam apenas na composição da gordura, banha ou óleo de peixe, ricos em gorduras saturadas e poli-insaturadas. Os animais alimentados com banha de porco (gordura saturada) aumentaram a massa corporal, a insulinemia e a glicemia de jejum e, além disso, verificou-se redução da sensibilidade à insulina, em comparação aos que consumiram óleo de peixe (gordura poli-insaturada).

Ademais, os animais que foram alimentados com banha de porco aumentaram a ativação do TLR na circulação sistêmica e a inflamação no tecido adiposo branco. Esse processo inflamatório deve ser destacado, uma vez que o tecido adiposo branco é um dos principais agentes que regulam o processo inflamatório crônico de baixo grau. Além disso, a ativação de vias inflamatórias nesse tecido parece aumentar a resistência à insulina e a liberação de ácidos graxos livres (lipólise), o que, em situações metabólicas desfavoráveis, aumentará o acúmulo de gordura em outros tecidos, fenômeno conhecido como acúmulo ectópico de gordura.[28]

Os mesmos pesquisadores também demonstraram que o tipo de gordura na dieta é um dos principais fatores que afeta a composição e a diversidade da MI. Os camundongos alimentados com óleo de peixe aumentaram o gênero *Lactobacillus* e *Akkermansia muciniphila*; por outro lado, os ratos alimentados com banha de porco aumentaram *Bilophila*.[28]

Ademais, Vors e cols.[29] conduziram um estudo randomizado e do tipo *crossover* no qual os autores examinaram as alterações nos níveis de LPS pós-prandial de acordo com o IMC e a quantidade de gordura ingerida. Os autores compararam 10 g *vs.* 40 g de gordura no café da manhã entre pessoas eutróficas e obesas. Pode-se verificar que os sujeitos obesos que consumiam 40 g de gordura foram os que mais aumentaram os níveis de LPS pós-prandial, sugerindo que a quantidade e o estado nutricional são fatores que determinam a resposta inflamatória mediada por nutrientes.[29]

Padrões alimentares e tipos de dieta

Os achados dos estudos a partir dos efeitos de nutrientes isoladamente na MI ou sobre qualquer outro desfecho contribuem, na maioria das vezes, como um ponto de partida para pesquisas futuras. No entanto, esses resultados são limitados em alguns aspectos, pois os nutrientes não são consumidos de maneira isolada, e é cada vez mais discutido no meio científico o efeito potencial da sinergia entre os nutrientes. Logo, a análise do padrão alimentar é mais agregadora no que diz respeito à compreensão da dieta sobre a MI e os possíveis efeitos ao longo do tempo.

Há padrões alimentares e/ou dietas, incluindo mediterrânea, sem glúten, vegana, vegetariana, *low-carb*, paleolítica e outras, que têm sido propostas na prática clínica com diferentes finalidades – uma delas é o emagrecimento, na maioria das vezes, sem fundamento científico. Nesse sentido, mais recentemente os estudos têm questionado os reais efeitos dessas dietas não só sobre o emagrecimento, metabolismo, mas também sobre a MI. Até o momento, a maioria dessas dietas está claramente associada a diferentes perfis de microbiomas,[30] o que poderia estar associado a efeitos benéficos ou deletérios à saúde. Por exemplo, Sanz[31] verificou em seu estudo que uma dieta sem glúten, realizada por um mês, induziu baixos níveis de *Bifidobacterium* sp. e *Lactobacillus* sp. e menor produção de AGCC e, ainda, promoveu aumento de patobiontes, como *E. coli* e *Enterobacteriaceae*. No estudo transversal de Genoni e cols.,[32] a dieta paleolítica em longo prazo foi associada a menor ingestão de amido resistente, significativamente menor abundância relativa de *Bifidobacterium* e maior abundância relativa do gênero *Hungatella* em comparação ao grupo-controle que seguia uma dieta relativamente saudável, incluindo grãos, legumes e laticínios. Ainda, a dieta paleolítica foi associada ao aumento das concentrações séricas de TMAO. Uma dieta rica em proteínas e pobre em carboidratos (*low-carb*) está associada a concentrações reduzidas de AGCC.[27]

A dieta do mediterrâneo, caracterizada por ser rica em frutas, verduras e legumes, peixes, azeite e oleaginosas, e pobre em gordura saturada e alimentos processados, parece promover efeitos benéficos na MI dos indivíduos que aderem a esse tipo de dieta, decorrente de uma alta colonização por *Lactobacillus* sp., *Bifidobacterium* sp. e *Prevotella* sp. e baixos níveis de *Clostridium* sp.[23] Em contrapartida, uma dieta ocidental, caracterizada por ser pobre em fibras, rica em gordura saturada, açúcar e alimentos processados, está associada com uma diminuição, em especial, das espécies de *Bifidobacterium* e *Eubacterium*.[23]

Nessa perspectiva da dieta ocidental, Moschen e cols.,[33] em sua revisão de literatura, acrescentam que uma dieta rica em gorduras está associada à diminuição do filo Bacteroidetes e aumento do filo Firmicutes; que uma dieta rica em gorduras e rica em açúcares está associada à diminuição do filo Bacteroidetes; e, por fim, que uma dieta rica em proteínas e gorduras saturadas está associada ao aumento do enterótipo Bacteroides.

Intervenções alimentares e nutricionais específicas

Restrição calórica

Propõe-se que a dieta influencia a MI não só pelo seu conteúdo, ou seja, pelos macro e micronutrientes que compõem as refeições, mas também pelas quantidades de alimentos consumidos.[22] Nesse contexto, a restrição calórica (RC) tem sido investigada. É consolidado na literatura que a RC é a uma estratégia potencial, sobretudo, para a redução da massa corporal em longo prazo, mas que também parece promover melhorias significativas em vários fatores cardiometabólicos, sensibilidade à insulina e citocinas inflamatórias em indivíduos eutróficos, sobrepeso e obesos.[34,35] No entanto, os efeitos da RC sobre a MI ainda estão sendo pesquisados e são pouco claros, sobretudo, no contexto da obesidade.

Recentemente, Ott e cols.[36] verificaram que apenas a RC baseada em 800 quilocalorias (kcal) por dia, durante quatro semanas, resultou em redução de peso significativa, melhora na integridade da barreira intestinal e redução da inflamação sistêmica em mulheres obesas. Ademais, no estudo de Dao e cols.,[37] os autores evidenciaram uma abundância fecal de *Akkermansia muciniphila* com melhores resultados metabólicos após uma intervenção de RC enriquecida com fibras e proteínas, por seis semanas, em adultos com sobrepeso e obesidade. Mais recentemente, a *Akkermansia muciniphila* despontou como uma das principais bactérias intestinais com a capacidade de reverter os efeitos metabólicos induzidos por uma dieta com alto teor de gordura, parecendo influenciar positivamente o metabolismo do hospedeiro,[18] e tem sido implicada na regulação da integridade da barreira intestinal, sendo menos abundante em indivíduos obesos e diabéticos.[13]

No entanto, os estudos que objetivam avaliar o impacto da RC sobre a MI são muito heterogêneos e alguns fatores são confundidores, entre eles, fundamentalmente a qualidade da dieta, a distribuição dos macronutrientes e o tempo de intervenção. Um estudo multicêntrico, randomizado e controlado, chamado CALERIE, realizado com jovens saudáveis e não obesos (IMC 22,0-27,9 kg/m^2), ilustrou os desafios para alcançar a RC em longo prazo: a taxa de abandono foi significativamente maior no grupo de RC (18%) que no grupo *ad libitum* (5%).[38]

Portanto, é difícil generalizar os achados para a população em geral; sobretudo, porque vivemos em um ambiente cada vez mais obesogênico.

Probióticos

Estudos com diferentes cepas bacterianas têm demonstrado possíveis efeitos positivos na obesidade em diferentes aspectos, tais como redução da inflamação do tecido adiposo, endotoxemia, adiposidade, massa corporal, níveis de leptina e consumo de energia, sendo as espécies probióticas *Bifidobacterium* e *Lactobacillus* spp. as mais evidenciadas.[18] Nessa perspectiva, Brusaferro e cols.[39] acrescentam que o efeito probiótico na massa corporal e no metabolismo é específico da cepa, e que apenas algumas das espécies incluídas nos gêneros *Lactobacillus* e *Bifidobacterium* são eficazes nesse contexto, enquanto o uso de outras cepas pode ser deletério. Como complemento, outros pesquisadores propõem que outros gêneros além desses, e talvez mais espécies de leveduras, possam ser alvos terapêuticos futuramente.[40]

Kadooka e cols.[41] observaram reduções significativas de massa corporal e gordura visceral nos grupos suplementados com *Lactobacillus gasseri* SBT2055 após 12 semanas. Interessantemente, os autores avaliaram os indivíduos com sobrepeso e obesos após quatro semanas de término da suplementação probiótica, e evidenciaram que os resultados positivos encontrados nos grupos suplementados foram atenuados, sugerindo que o consumo constante pode então ser necessário para a manutenção dos efeitos.

Recentemente, Szulinsk e cols.[42] verificaram que a suplementação de um probiótico multiespécie, contendo *Bifidobacterium bifidum* W23, *Bifidobacterium lactis* W51, *Bifidobacterium lactis* W52, *Lactobacillus acidophilus* W37, *Lactobacillus brevis* W63, *Lactobacillus casei* W56, *Lactobacillus salivarius* W24, *Lactococcus lactis* W19 e *Lactococcus lactis* W58, promoveu reduções significativas nos níveis de LPS plasmático, principalmente no grupo de mulheres que suplementou a maior dosagem.

O estudo de Omar e cols.[43] não apresentou diferenças significativas na redução de massa gorda quando se comparou o grupo probiótico com o placebo. Sanchez e cols.[44] evidenciaram diminuição significativa de aproximadamente 4,8 kg em mulheres suplementadas com probiótico associada a restrição calórica por 24 semanas, mas não observaram mudanças significativas em homens.

Em 2015, Park e Bae[45] publicaram uma revisão sistemática e meta-análise contendo nove ensaios clínicos randomizados. Os resultados apontaram que os probióticos não são eficazes na redução do peso corporal e no índice de massa corporal (IMC). No entanto, os próprios autores apontam limitações para os achados, porque a duração do tratamento, a dose dos probióticos e o tipo de alimentação são muito diferentes entre os estudos.

Nesse mesmo sentido, Marques e cols.[46] apontam em sua revisão que poucos estudos encontraram que a suplementação com probióticos contribuiu, mesmo que ligeiramente, para reduzir a gordura corporal.

De fato, apesar de alguns estudos apontarem possíveis benefícios nesse contexto, os achados ainda são inconclusivos, e parecem ser dependentes das cepas, dose e tempo de suplementação, bem como de outros fatores que envolvem o estilo de vida, dieta e outros.

Pré-bióticos

Os pré-bióticos são descritos como poli ou oligossacarídeos (OS) não digeríveis que afetam beneficamente o hospedeiro, estimulando seletivamente o crescimento e/ou a atividade de uma ou um número limitado de bactérias benéficas no cólon.[47] Até o momento, os pré-bióticos mais estudados são os fruto-oligossacarídeos (FOS) inulina e oligofrutose.[48]

No cenário da obesidade, alguns estudos sugerem que os pré-bióticos contribuem para a perda de massa corporal e melhores parâmetros metabólicos, como resistência à insulina. Um estudo randomizado e duplo-cego demonstrou resultados significativos para a redução de massa corporal, redução na ingestão calórica autorreferida e homeostase da glicose em pessoas com sobrepeso e obesos, a partir da suplementação de 21 g de oligofrutose/dia por 12 semanas.[49] No entanto, Liber e Szajewska[50] não observaram mudanças significativas no peso corporal em crianças com sobrepeso e obesidade a partir da suplementação de oligofrutose por 12 semanas.

Salazar e cols.[51] verificaram que o consumo de 16 g/dia de frutanos do tipo inulina, por três meses, foi capaz de aumentar significativamente as espécies *Bifidobacterium longum*, *Bifidobacterium pseudocatenulatum* e *Bifidobacterium adolescentis*. Ademais, o aumento da *B. longum* foi correlacionada negativamente com a endotoxina sérica de lipopolissacarídeos (LPS).

Uma revisão publicada em 2017 avaliou o uso de pré-bióticos em nove estudos e verificou que os tipos e quantidades/dia de pré-bióticos são muito diferentes nas intervenções. Portanto, o impacto das intervenções na composição de filos da MI variou e, segundo os autores, 71% dos estudos incluídos mostraram um aumento no filo Actinobacteria.[52]

Ademais, os autores ainda alegam que mais da metade desses estudos não apresentou efeitos sobre a massa corporal, enquanto nos demais observou-se redução desta. Contudo, 75% dos estudos relataram redução de gordura corporal.[52]

Portanto, os resultados observados a partir das intervenções com pré-bióticos, assim como os probióticos, também são inconclusivos.

EXERCÍCIO FÍSICO E MICROBIOTA INTESTINAL

Sabe-se que, entre os fatores externos capazes de causar modificações na microbiota, estão os hábitos alimentares, o uso de medicações (antibióticos, corticoides), pré e/ou probióticos e a prática regular do exercício físico; porém, essas modificações podem ser positivas e/ou negativas.[53]

Quando estamos falando dos hábitos alimentares, sabemos que os elementos advindos da alimentação do hospedeiro que não são digeridos por enzimas do organismo humano são utilizados como substrato para fermentação e extração de energia pelos microrganismos que habitam o intestino (encontrados em maior concentração na região do cólon).

Dessa maneira, o consumo alimentar pode estar diretamente relacionado com a saúde intestinal, uma vez que, de acordo com o tipo de substrato que ofertamos em maior quantidade, propiciamos o crescimento de determinadas colônias específicas de bactérias.

Sabemos que alguns metabólitos produzidos pelas bactérias intestinais a partir da fermentação desses substratos podem atuar de maneira positiva no funcionamento do nosso organismo, como os ácidos graxos de cadeia curta (AGCC) (acetato, propionato, butirato), que são elementos produzidos a partir da fermentação das fibras (carboidratos) e alguns tipos específicos de proteínas, por espécies específicas de bactérias comensais.[54] Esses ácidos graxos têm ação local (butirato) e sistêmica (acetato, propionato) e são conhecidos por apresentar inúmeros benefícios relacionados à saúde intestinal, funcionamento do sistema imunológico e a produção de energia.[55]

Entre as ações dos ácidos graxos de cadeia curta, podemos citar:[54,56-58]

1. Utilização como fonte de energia pelos enterócitos intestinais (butirato);
2. Causar alterações no pH intestinal, deixando o ambiente menos propício para o crescimento de bactérias patogênicas e microrganismos invasores;
3. Melhorar a motilidade intestinal;
4. Melhorar a função de célula do sistema imunológico;
5. Atenuação/regulação da resposta;
6. Utilização como intermediários para a produção de energia do ciclo de Krebs e gliconeogênese (acetato e propionato);
7. Melhorar a sensibilidade à ação da insulina (forma sistêmica);
8. Regular a saciedade.

De modo contrário, sabe-se que o elevado consumo proteico (principalmente de origem animal) pode causar alterações na produção de substâncias que são tóxicas para as células intestinais (amônia, sulfito de hidrogênio), aumentando a chance de mutações no DNA celular e o potencial cancerígeno.[59] Também estimula o crescimento de gêneros de bactérias Gram-negativas (contêm lipopolissacarídeos na composição da membrana externa), gêneros como *Bacteroides*, *Alistipes* e *Bilophila*, bactérias facultativas anaeróbias, que têm grande quantidade de proteases que fazem quebra de peptídeos/aminoácidos. Porém, por serem gêneros de bactérias Gram-negativas, podem estimular a inflamação local, uma vez que o LPS, a partir de sua ligação com seu receptor (TLR4 – receptor do tipo *toll 4*), gera o aumento da produção de citocinas pró-inflamatórias, favorecendo o aumento da permeabilidade intestinal e translocação bacteriana.[60]

A alimentação rica em gorduras saturadas também parece estar associada a modificações negativas na microbiota intestinal. Os estudos demonstram diminuição da riqueza da microbiota, assim como aumento da quantidade de colônias de bactérias que contém LPS, e aumento da permeabilidade intestinal.[61]

O exercício físico também é apontado em diversos trabalhos por ser um fator capaz de causar alterações, na composição da microbiota intestinal e endotoxemia, sendo a capacidade aeróbia (VO_2) relacionada a maior diversidade da microbiota.[62-64]

Como descrito anteriormente, neste capítulo, sabe-se que na obesidade existem alterações já descritas em relação à microbiota intestinal, estando a microbiota de sujeitos obesos caracterizada por um quadro de disbiose, aumento do perfil inflamatório e permeabilidade intestinal.

Porém, essas alterações negativas no ambiente intestinal parecem ser reversíveis a partir da realização de um período de treinamento físico.

Estudo realizado por Allen e cols.[63] avaliou o resultado de um programa de seis semanas de treinamento físico aeróbio progressivo (30 a 60 minutos/3× semana/60% a 75% de frequência cardíaca de reserva) em relação à microbiota no contexto da obesidade. O estudo foi realizado com 32 sujeitos previamente sedentários, eutróficos e obesos, e após o período de treinamento físico ambos os grupos apresentaram alterações na composição da microbiota intestinal, sendo as modificações induzidas pelo exercício físico diferentes entre sujeitos obesos e eutróficos.

O estudo mostrou que obesos e eutróficos apresentam diferenças em relação à composição da microbiota intestinal antes do início do programa de treinamento em relação à beta diversidade, e que após a realização das seis semanas de treinamento aeróbio, ambos os grupos apresentavam semelhança em relação a esse parâmetro.

O trabalho demonstra que, em relação aos ácidos graxos de cadeia curta, há uma correlação positiva entre a massa magra, capacidade aeróbia (VO_2) e a produção desses ácidos graxos. E para os grupos de sujeitos não obesos, independentemente do índice de massa corpórea, o exercício físico induziu mudanças em gêneros de bactérias produtoras de butirato.

Além disso, o estudo reforça a real importância da manutenção do exercício físico como um dos hábitos da rotina diária para o estabelecimento dos resultados positivos quanto à saúde intestinal. De acordo com os resultados do estudo, após seis semanas sem a realização do programa de exercício, as modificações vistas na microbiota intestinal foram revertidas, ou seja, os indivíduos voltaram a um perfil próximo ao encontrado antes da realização da programa de treinamento.

Outro estudo foi realizado por Motianni e cols.,[64] relacionado a um pequeno período de treinamento (duas semanas) em sujeitos com diabetes tipo 2 ou que apresentavam quadro de resistência a insulina. Os sujeitos se exercitaram três vezes por semana, sendo o treinamento contínuo moderado (40-60 minutos/60% VO_2 pico) ou intervalado de alta intensidade (4-6 séries de 2× *sprints* de 30 segundos *all-out*).

Embora somente os sujeitos que realizaram o treinamento intervalado tenham apresentado melhora na capacidade aeróbia após duas semanas de treinamento, ambos os grupos apresentaram melhora no perfil de composição corporal, diminuição de parâmetros inflamatórios e endotoxemia.

Em relação à composição da microbiota intestinal, o curto período de treinamento tanto moderado quanto intervalado foi capaz de induzir mudanças na composição da microbiota intestinal, porém sem ocorrerem mudanças em relação a riqueza ou diversidade.

Após o período de treinamento, os sujeitos de ambos os tipos de treinamento apresentaram diminuição de gêneros de bactérias como *Blautia* spp. e *Clostridium* spp. (gêneros de bactérias mais abundante em sujeitos com diabetes *mellitus* tipo 2 e que estão relacionados com o aumento da inflamação local no intestino), e foi verificado um aumento nos gêneros *Lachnospira* spp. (intervalado), *Veillonella* e *Faecalibacterium* spp. (contínuo).

De fato, parece que o perfil da atividade realizada e o período de tempo pelo qual os sujeitos são treinados são capazes de causar diferentes tipos de influência sobre a microbiota intestinal. De acordo com o estudo realizado por Kern e cols.,[65] com mulheres obesas, comparando se ocorrem diferentes modificações na composição da microbiota intestinal com três ou seis meses de realização de diferentes tipos de atividades (uso de bicicletas, atividades no lazer moderadas ou vigorosas), a atividade vigorosa foi mais eficiente em causar modificações em relação a riqueza e alfa diversidade, tanto com três meses de realização quanto após seis meses; porém, ocorrem variações no período entre o terceiro e sexto mês.

As hipóteses relacionadas à maneira como o exercício físico é capaz de induzir modificações na microbiota intestinal e, de algum modo, reverter o quadro de disbiose associado à obesidade estão associadas a:[63,64,66]

- Produção de miocinas produzidas a partir da contração muscular que podem induzir o efeito anti-inflamatório;
- Alteração no tempo de trânsito intestinal;
- Modificações na capacidade metabólica das bactérias intestinais;
- Diminuição da utilização de SCFA pelas células intestinais;
- Aumento da fermentação de substrato por bactérias produtoras de ácidos graxos de cadeia curta;
- Alterações na conversão dos ácidos biliares;
- Alterações no pH da região intestinal e na disponibilidade de oxigênio.

CONSIDERAÇÕES FINAIS

Na última década, os estudos têm apontado a microbiota intestinal como um importante fator regulador da fisiologia humana, e no contexto de saúde e doença. No entanto, a maioria dos estudos apresentados na literatura realiza associações entre a MI e a obesidade e outras doenças metabólicas, porque estabelecer causalidade do microbioma com o desenvolvimento de doenças em humanos ainda é um desafio.

Há limitações significativas nas técnicas existentes, tecnologias e bioinformática que são empregadas na pesquisa de microbioma; há grandes variações na aquisição de amostras, nas populações estudadas, nos delineamentos experimentais; e, ainda, há uma grande dificuldade de controlar as inúmeras variáveis que afetam a microbiota. Portanto, todos esses fatores contribuem para a falta de clareza dos achados até o momento. Assim, nossa compreensão das inter-relações entre a MI e o desenvolvimento da obesidade permanece descritiva, existindo ainda grandes lacunas entre o conhecimento clínico e o experimental.

COMENTÁRIOS DO AUTOR
Acessando o conteúdo deste QR code você ouvirá orientações do autor sobre este capítulo.

Referências bibliográficas

1. Schmidt TSB, Raes J, Bork P. The human gut microbiome: from association to modulation. Cell. 2018; 172(6):1198-215.
2. Graham C, Mullen A, Whelan K. Obesity and the gastrointestinal microbiota: a review of associations and mechanisms. Nutr Rev. 2015; 73(6):376-85.
3. Kobyliak N, Conte C, Cammarota G, Haley AP, Styriak I, Gaspar L, et al. Probiotics in prevention and treatment of obesity: a critical view. Nutr Metab (Lond). 2016; 13:14.
4. Jandhyala SM, Talukdar R, Subramanyam C, Vuyyuru H, Sasikala M, Nageshwar Reddy D. Role of the normal gut microbiota. World J Gastroenterol. 2015; 21(29):8787-803.
5. Cani PD. Interactions between gut microbes and host cells control gut barrier and metabolism. Int J Obes Suppl. 2016 dez; 6(Suppl 1):S28-S31.

6. Martens EC, Neumann M, Desai MS. Interactions of commensal and pathogenic microorganisms with the intestinal mucosal barrier. Nat Rev Microbiol. 2018; 16(8):457-70.

7. Maruvada P, Leone V, Kaplan LM, Chang EB. The human microbiome and obesity: moving beyond associations. Cell Host Microbe. 2017; 22(5):589-99.

8. Ley RE, Bäckhed F, Turnbaugh P, Lozupone CA, Knight RD, Gordon JI. Obesity alters gut microbial ecology. Proc Natl Acad Sci USA. 2005; 102(31):11070-5.

9. Turnbaugh PJ, Ley RE, Mahowald MA, Magrini V, Mardis ER, Gordon JI. Na obesity-associated gut microbiome with increased capacity for energy harvest. Nature. 2006; 444(7122):1027-31.

10. Murphy EF, Cotter PD, Healy S, Marques TM, O'Sullivan O, Fouhy F, et al. Composition and energy harvesting capacity of the gut microbiota: relationship to diet, obesity and time in mouse models. Gut. 2010; 59(12):1635-42.

11. Ridaura VK, Faith JJ, Rey FE, Cheng J, Duncan AE, Kau AL, et al. Gut microbiota from twins discordant for obesity modulate metabolism in mice. Science. 2013; 341(6150):1241214.

12. Khan MJ, Gerasimidis K, Edwards CA, Shaikh MG. Role of gut microbiota in the aetiology of obesity: proposed mechanisms and review of the literature. J Obes. 2016; 1-27.

13. Chelakkot C, Ghim J, Ryu SH. Mechanisms regulating intestinal barrier integrity and its pathological implications. Exp Mol Med. 2018; 50(8):103.

14. Cox AJ, West NP, Cripps AW. Obesity, inflammation, and the gut microbiota. Lancet Diabetes Endocrinol. 2015; 3(3):207-15.

15. Serino M. SCFAs – The thin microbial metabolic line between good and bad. Nat Rev Endocrinol. 2019 jun; 15(6):318-9.

16. Canfora EE, Jocken JW, Blaak EE. Short-chain fatty acids in control of body weight and insulin sensitivity. Nat Rev Endocrinol. 2015; 11(10):577-91.

17. Barrea L, Muscogiuri G, Annunziata G, Laudisio D, Pugliese G, Salzano C, et al. From gut microbiota dysfunction to obesity: could short-chain fatty acids stop this dangerous course? Hormones (Athens). 2019; 18(3):245-50.

18. Torres-Fuentes C, Schellekens H, Dinan TG, Cryan JF. The microbiota-gut-brain axis in obesity. Lancet Gastroenterol Hepatol. 2017; 2(10):747-56.

19. Aron-Wisnewsky J, Clément K. The gut microbiome, diet, and links to cardiometabolic and chronic disorders. Nat Rev Nephrol. 2016; 12(3):169-81.

20. Gentile CL, Weir TL. The gut microbiota at the intersection of diet and human health. Science. 2018; 362(6416):776-80.

21. Makki K, Deehan EC, Walter J, Bäckhed F. The impact of dietary fiber on gut microbiota in host health and disease. Cell Host Microbe. 2018; 23(6):705-15.

22. Zmora N, Suez J, Elinav E. You are what you eat: diet, health and the gut microbiota. Nat Rev Gastroenterol Hepatol. 2019; 16(1):35-56.

23. Singh RK, Chang HW, Yan D, Lee KM, Ucmak D, Wong K, et al. Influence of diet on the gut microbiome and implications for human health. J Transl Med. 2017; 15(1):73.

24. Sonnenburg ED, Sonnenburg JL. Starving our microbial self: the deleterious consequences of a diet deficient in microbiota-accessible carbohydrates. Cell Metab. 2014; 20(5):779-86.

25. Sonnenburg JL, Bäckhed F. Diet-microbiota interactions as moderators of human metabolism. Nature. 2016; 535(7610):56-64.

26. Desai MS, Seekatz AM, Koropatkin NM, Kamada N, Hickey CA, Wolter M, et al. A dietary fiber-deprived gut microbiota degrades the colonic mucus barrier and enhances pathogen susceptibility. Cell. 2016; 167(5):1339-1353.e21.

27. Duncan SH, Belenguer A, Holtrop G, Johnstone AM, Flint HJ, Lobley GE. Reduced dietary intake of carbohydrates by obese subjects results in decreased concentrations of butyrate and butyrate-producing bacteria in feces. Appl Environ Microbiol. 2007; 73(4):1073-8.

28. Caesar R, Tremaroli V, Kovatcheva-Datchary P, Cani PD, Bäckhed F. Crosstalk between gut microbiota and dietary lipids aggravates WAT inflammation through TLR Signaling. Cell Metab. 2015; 22(4):658-68.

29. Vors C, Pineau G, Drai J, Meugnier E, Pesenti S, Laville M, et al. Postprandial endotoxemia linked with chylomicrons and lipopolysaccharides handling in obese versus lean men: a lipid dose-effect trial. J Clin Endocrinol Metab. 2015; 100(9):3427-35.

30. Lazar V, Ditu LM, Pircalabioru GG, Picu A, Petcu L, Cucu N, et al. Gut microbiota, host organism, and diet trialogue in diabetes and obesity. Front Nutr. 2019; 6:21.

31. Sanz Y. Effects of a gluten-free diet on gut microbiota and immune function in healthy adult humans. Gut Microbes. 2010 mai-jun; 1(3):135-7.

32. Genoni A, Christophersen CT, Lo J, Coghlan M, Boyce MC, Bird AR, et al. Long-term Paleolithic diet is associated with lower resistant starch intake, different gut microbiota composition and increased serum TMAO concentrations. Eur J Nutr. 2020; 59(5):1845-58.

33. Moschen AR, Wieser V, Tilg H. Dietary factors: major regulators of the gut's microbiota. Gut Liver. 2012; 6(4):411-6.

34. Hu FB. Calorie restriction in an obesogenic environment: reality or fiction? Lancet Diabetes Endocrinol. 2019 set; 7(9):658-9.

35. Ravussin E, Redman LM, Rochon J, Das SK, Fontana L, Kraus WE, et al. A 2-year randomized controlled trial of human caloric restriction: feasibility and effects on predictors of health span and longevity. J Gerontol A Biol Sci Med Sci. 2015; 70(9):1097-104.

36. Ott B, Skurk T, Hastreiter L, Lagkouvardos I, Fischer S, Büttner J, et al. Effect of caloric restriction on gut permeability, inflammation markers, and fecal microbiota in obese women. Sci Rep. 2017; 7(1):11955.

37. Dao MC, Everard A, Aron-Wisnewsky J, Sokolovska N, Prifti E, Verger EO, et al. Akkermansia muciniphila and improved metabolic health during a dietary intervention in obesity: relationship with gut microbiome richness and ecology. Gut. 2016; 65(3):426-36.

38. Kraus WE, Bhapkar M, Huffman KM, Pieper CF, Krupa Das S, Redman LM, et al. 2 years of calorie restriction and cardiometabolic risk (CALERIE: exploratory outcomes of a multicentre, phase 2, randomised controlled trial. Lancet Diabetes Endocrinol. 2019; 7(9):673-83.

39. Brusaferro A, Cozzali R, Orabona C, et al. Is it time to use probiotics to prevent or treat obesity? Nutrients. 2018; 10(11):1613.

40. Sanders ME, Merenstein DJ, Reid G, Gibson GR, Rastall RA. Probiotics and prebiotics in intestinal health and disease: from biology to the clinic. Nat Rev Gastroenterol Hepatol. 2019; 16(10):605-16.

41. Kadooka Y, Sato M, Ogawa A, Miyoshi M, Uenishi H, Ogawa H, et al. Effect of Lactobacillus gasseri SBT2055 in fermented milk on abdominal adiposity in adults in a randomised controlled trial. Br J Nutr. 2013; 110(9):1696-703.

42. Szulińska M, Łoniewski I, van Hemert S, Sobieska M, Bogdański P. Dose-dependent effects of multispecies probiotic supplementation on the lipopolysaccharide (LPS) level and cardiometabolic profile in obese postmenopausal women: a 12-week randomized clinical trial. Nutrients. 2018; 10(6):773.

43. Omar JM, Chan YM, Jones ML, Prakash S, Jones PJH. Lactobacillus fermentum and Lactobacillus amylovorus as probiotics alter body adiposity and gut microflora in healthy persons. J Funct Foods. 2013; 5(1):116-23.

44. Sanchez M, Darimont C, Drapeau V, Emady-Azar S, Lepage M, Rezzonico E, et al. Effect of Lactobacillus rhamnosus CGMCC1.3724 supplementation on weight loss and maintenance in obese men and women. Br J Nutr. 2014; 111(8):1507-19.

45. Park S, Bae JH. Probiotics for weight loss: a systematic review and meta-analysis. Nutr Res. 2015; 35(7):566-75. doi: 10.1016/j.nutres.2015.05.008.

46. Marques CG, Ganen AP, de Barros AZ, dos Santos RVT, Quaresma MVLS. Weight loss probiotic supplementation effect in overweight and obesity subjects: A review. Clin Nutr. 2020; 39(3):694-704. pii: S0261-5614(19)30148-7.

47. Gibson GR, Roberfroid MB. Dietary modulation of the human colonic microbiota: introducing the concept of prebiotics. J Nutr. 1995; 125(6):1401-12.

48. He M, Shi B. Gut microbiota as a potential target of metabolic syndrome: the role of probiotics and prebiotics. Cell Biosci. 2017; 7:54.

49. Parnell JA, Reimer RA. Weight loss during oligofructose supplementation is associated with decreased ghrelin and increased peptide YY in overweight and obese adults. Am J Clin Nutr. 2009; 89(6):1751-9.

50. Liber A, Szajewska H. Effect of oligofructose supplementation on body weight in overweight and obese children: a randomised, double-blind, placebo-controlled trial. Br J Nutr. 2014; 112(12):2068-74.

51. Salazar N, Dewulf EM, Neyrinck AM, Bindels LB, Cani PD, Mahillon J, et al. Inulin-type fructans modulate intestinal *Bifidobacterium* species populations and decrease fecal short-chain fatty acids in obese women. Clin Nutr. 2015; 34(3):501-7.

52. Seganfredo FB, Blume CA, Moehlecke M, Giongo A, Casagrande DS, Spolidoro JVN, et al. Weight-loss interventions and gut microbiota changes in overweight and obese patients: a systematic review. Obes Rev. 2017; 18(8):832-51.

53. Costa AV, Leite G, Resende A, Blachier F, Lancha Jr AH. Exercise, nutrition and gut microbiota: possible links and consequences. Int J Sports Exerc Med. 2017; 3(4).

54. Wong JMW, de Souza R, Kendall CWC, Emam A, Jenkins DJA. Colonic health: fermentation and short chain fatty acids. J Clin Gastroenterol. 2006; 40(3):235-43.

55. Kasubuchi M, Hasegawa S, Hiramatsu T, Ichimura A, Kimura I. Dietary gut microbial metabolites, short-chain fatty acids, and host metabolic regulation. Nutrients. 2015; 7(4):2839-49.

56. Wu HJ, Wu E. The role of gut microbiota in immune homeostasis and autoimmunity. Gut Microbes. 2012; 3(1):4-14.

57. Bermon S, Petriz B, Kajėnienė A, Prestes J, Castell L, Franco OL. The microbiota: an exercise immunology perspective. Exerc Immunol Rev. 2015; 21:70-9.

58. Canfora EE, Jocken JW, Blaak EE. Short-chain fatty acids in control of body weight and insulin sensitivity. Nat Rev Endocrinol. 2015 out; 11(10):577-91.

59. Blachier F, De Sá Resende A, Leite GSF, Da Costa AV, Lancha Junior AH. Colon epithelial cells luminal environment and physiopathological consequences: impact of nutrition and exercise. Nutrire. 2018; 43:43-52.

60. Wells JM, Rossi O, Meijerink M, van Baarlen P. Epithelial crosstalk at the microbiota-mucosal interface. Proc Natl Acad Sci USA. 2011; 108 Suppl 1:4607-14. doi: 10.1073/pnas.1000092107.

61. Costantini L, Molinari R, Farinon B, Merendino N. Impact of Omega-3 Fatty Acids on the Gut Microbiota. Int J Mol Sci. 2017; 18(12).

62. Estaki M, Pither J, Baumeister P, Little JP, Gill SK, Ghosh S, et al. Cardiorespiratory fitness as a predictor of intestinal microbial diversity and distinct metagenomic functions. Microbiome. 2016; 4(1):42. doi: 10.1186/s40168-016-0189-7.

63. Allen JM, Mailing LJ, Niemiro GM, Moore R, Cook MD, White BA, et al. Exercise Alters Gut Microbiota Composition and Function in Lean and Obese Humans. Med Sci Sports Exerc. 2018; 50(4):747-57.

64. Motiani KK, Collado MC, Eskelinen JJ, Virtanen KA, Löyttyniemi E, Salminen S, et al. Exercise Training Modulates Gut Microbiota Profile and Improves Endotoxemia. Med Sci Sports Exerc. 2020; 52(1):94-104. doi: 10.1249/MSS.0000000000002112.

65. Kern T, Blond MB, Hansen TH, et al. Structured exercise alters the gut microbiota in humans with overweight and obesity – A randomized controlled trial. Int J Obes. 2020; 44:125-135.

66. Costa AV, Leite G, Resende A, Blachier F, Lancha Jr AH. Exercise, nutrition and gut microbiota: possible links and consequences. Int J Sports Exerc Med. 2017; 3(4):69-77.

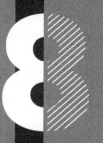

FATORES EMOCIONAIS ASSOCIADOS AO EMAGRECIMENTO E AO CONSUMO DE ALIMENTOS

Fátima Vasques

INTRODUÇÃO

A obesidade é um dos mais importantes problemas de saúde da atualidade: é considerada uma pandemia, afetando o mundo como um todo.[1]

A Organização Mundial de Saúde[2] define a obesidade, de maneira resumida, como o grau de acúmulo de gordura no organismo associado a diversos riscos para a saúde, em razão da relação com diversas complicações metabólicas.

A obesidade não é considerada um transtorno alimentar e muito menos um transtorno psiquiátrico; mas, problemas emocionais podem surgir em decorrência da obesidade, bem como a obesidade pode surgir de problemas emocionais, como ansiedade e depressão.

O DSM-5 inclui a obesidade no foco da atenção clínica. Embora não seja um transtorno mental, a obesidade envolve perturbações comportamentais e emocionais relacionadas à alimentação e pode haver comorbidades com transtornos psicológicos, como depressão, ansiedade, transtornos alimentares, além da distorção da imagem corporal e da autoestima.[3,4]

O ganho de peso está associado a estressores interpessoais (psicológicos e comportamentais), fatores hereditários (genéticos e hábitos alimentares), biológicos (alterações hormonais, patologias sindrômicas), socioculturais e ambientais, além de ser fator de risco para inúmeras patologias. Portanto, a etiologia da obesidade é multifatorial.

Sabemos que, na maioria dos casos, o obeso apresenta sofrimento não só físico, mas também psíquico, por se perceber com excesso de peso, o que atua diretamente em sua autoestima e autoconceito. Sua visão sobre si torna-se negativa.

Para que a obesidade e o sobrepeso sejam tratados, é necessário que ocorra uma mudança no estilo de vida. Isso implica mudanças no comportamento alimentar (mudança nos hábitos alimentares), adesão ao exercício físico e desmistificação de suas crenças centrais, que incorporam a visão que o indivíduo tem de si, a visão que tem do outro e do mundo, e sua visão de futuro.

Sabemos que a terapia cognitiva tem sido altamente eficaz no tratamento da obesidade e sobrepeso para indivíduos que desejam emagrecer, pois favorece a aquisição de hábitos saudáveis, promove a regulação emocional, a reestruturação cognitiva e a melhora no enfrentamento de estressores sociais.

OBESIDADE E GANHO DE PESO RELACIONADOS A FATORES PSICOLÓGICOS E COMPORTAMENTAIS

Considerando a multifatoriedade da obesidade, diversos estudos relacionam que fatores psicológicos estão associados ao ganho de peso e à dificuldade para emagrecer. Podemos citar como aspectos psicológicos: a fome emocional, para atingir gratificação ou prazer imediato; a compulsão alimentar, sendo incluído aqui o transtorno da compulsão alimentar (TCA); ansiedade, impulsividade, baixa autoestima, pouca habilidade social, baixa capacidade de resiliência, intolerância à frustração e pensamentos sabotadores, também conhecidos como pensamentos disfuncionais.

Cataneo[5] identificou as seguintes características psicológicas em adultos obesos por hiperfagia: passividade e submissão, preocupação excessiva com comida, ingestão compulsiva de alimentos e drogas, dependência e infantilização, primitivismo, não aceitação do esquema corporal, temor de não ser aceito ou amado, indicadores de dificuldades de adaptação social, bloqueio da agressividade, dificuldade para absorver frustração, desamparo, insegurança, intolerância e culpa. No que diz respeito às crianças obesas, estas se tornam mais regredidas e infantilizadas; tendo dificuldades de adiar satisfações e obter prazer nas relações sociais, de lidar com a sexualidade, além de uma baixa autoestima e dependência materna.

Na obesidade, há um consenso de que existem fatores psicológicos envolvidos no seu desenvolvimento e na sua manutenção, os quais dificultam o processo de emagrecimento e a aquisição de hábitos saudáveis. Esses fatores relacionam-se a alguns tipos de sofrimento psíquico, como raiva, tristeza, culpa, ansiedade, preocupação com imagem corporal e peso, e vivência de estressores psicossociais que prejudicam a autoimagem e a autoestima.

A depressão também pode estar presente em indivíduos obesos e com sobrepeso, e pode alterar o seu comportamento, colaborando muitas vezes para o ganho de peso, causando problemas emocionais. Essas condições merecem atenção no tratamento, o que destaca a etiologia multifatorial da obesidade.[6]

A imagem corporal também é um fator importante. A sua alteração decorrente do aumento de peso pode provocar uma depreciação do autoconceito e da autoestima no indivíduo obeso. Como consequência, podem surgir sintomas ansiosos e depressivos, aumento da inadequação social, diminuição do bem-estar e isolamento social, prejudicando as suas relações interpessoais.

Segundo Oliveira e Fonseca,[7] os indivíduos obesos utilizam os alimentos como uma maneira de preencher vazios emocionais que são causados por diversos fatores, como problemas interpessoais, problemas no trabalho e problemas emocionais.

Comer proporciona um alívio imediato; mas, assim que o indivíduo para de comer, o sentimento volta associado à culpa e/ou à vergonha por ter comido. Isso gera um ciclo vicioso: o indivíduo come para parar a dor emocional; no entanto, ocorre aumento da dor por meio da sensação de culpa e vergonha.

De acordo com Bernardi, Cichelero e Vitolo,[8] o comportamento alimentar, pelos seus aspectos psicológicos envolvidos, é muito complexo. Esses aspectos, normalmente, são expressos por meio do humor deprimido, ansioso, sentimento de culpa e, também, por mecanismos fisiológicos, como resistir ao controle das dietas. Citam, ainda, que a maioria dos indivíduos obesos come como uma forma de compensação ou de resolução de problemas, principalmente em situações de estresse.

Desse modo, a obesidade pode ser considerada um padrão de crenças disfuncionais relacionadas à alimentação e ao peso, gerando sentimento de culpa, ansiedade, raiva, preocupação, tristeza, impotência e estresse, e tendo como consequência problemas nos relacionamentos interpessoais, familiar e conjugal. Essas crenças disfuncionais funcionam como armadilhas cognitivas, e estão presentes nos processos de pensamento do obeso, como, por exemplo: "como porque preciso"; "sou um fracassado por comer demais"; ou "não tenho condições de emagrecer, sou um fracasso". Essas crenças acabam favorecendo e justificando o engajamento em padrões disfuncionais de alimentação.

Essas crenças favorecem os vieses interpretativos que impedem o engajamento em padrões alimentares saudáveis ou na manutenção do peso. O indivíduo obeso, por exemplo, pode apresentar pensamentos críticos recorrentes ("sou incapaz por não conseguir emagrecer"), justificativas ("mereço comer, pois tive um dia difícil"), regras rígidas ("tenho que comer tudo o que coloquei no prato"). Esses tipos de pensamento contribuem para a perpetuação do ciclo de manutenção.

Não podemos deixar de explicitar o aspecto social no contexto da obesidade, pois, atualmente, a magreza é o padrão estético da sociedade em que vivemos. Sofremos a pressão social pela busca de um corpo perfeito que está literalmente associado ao corpo magro. Nesse contexto, o obeso também sofre rejeição, estresse e outros estados emocionais desagradáveis que o levam a um comportamento alimentar inadequado. Somos afetados pelas crenças colocadas pela nossa cultura, como, por exemplo, "ser magro traz felicidade" ou "ser magro me trará sucesso".

Dessa maneira, o indivíduo obeso mostra-se desanimado, frustrado e inferior, por não conseguir corresponder às expectativas impostas pela sociedade de um corpo perfeito, por não conseguir controlar sua alimentação, por não conseguir fazer as dietas que se propõe, por observar seu corpo sofrer o efeito sanfona, afetando a sua autoimagem. Assim, o obeso acaba desistindo e não valorizando a sua qualidade de vida, não cuidando do seu corpo, de sua alimentação, não fazendo exercícios físicos e não investindo em sua aparência.

Embora se mostre dessa forma, ainda assim tem uma preocupação exacerbada com a obesidade, devido à depreciação de sua própria imagem física, tornando-se cada vez mais inseguro em relação à perda de peso. Apresenta sensação de isolamento, falta de confiança e a humilhação resultante do preconceito e discriminação que sofre, o que gera uma enorme carga psicológica. Como compensação a esses estressores, acabam se engajando em padrões alimentares inadequados e dão à comida o significado de uma grande fonte de prazer, o que empobrece ainda mais as suas relações sociais e afetivas.

Portanto, percebemos que a obesidade pode causar intenso sofrimento subjetivo, depressão e comportamentos de esquiva social, prejudicando a qualidade de vida do indivíduo. Isso pode acontecer pelo fato de os indivíduos obesos serem discriminados, estigmatizados, por sofrerem preconceitos, e por apresentarem dificuldades nos relacionamentos sociais, profissionais e familiares.[9] O sofrimento psicológico do obeso é decorrente dos problemas relacionados ao preconceito e à discriminação, bem como da sua forma de se alimentar e de enfrentamento dos estressores psicossociais.

TERAPIA COGNITIVA

A terapia cognitiva foi desenvolvida por Aaron Beck, na década de 1960. Beck concebeu uma psicoterapia estruturada, de curta duração, voltada para o presente, direcionada para a resolução de problemas atuais e modificação de pensamentos e comportamentos disfuncionais. Vem sendo aplicada, atualmente, como tratamento único ou em uma variedade de transtornos psiquiátricos, problemas psicológicos e em problemas médicos com componentes psicológicos, como a obesidade. Tem se mostrado eficaz no tratamento da obesidade, focalizando os principais aspectos relacionados ao padrão alimentar, como pensamentos disfuncionais, baixa autoestima, autoavaliação com foco no peso e formato corporal, perfeccionismo e hábitos alimentares inadequados.

A terapia cognitiva baseia-se no conceito de que a maneira como as pessoas pensam sobre a situação afeta o que sentem e como se comportam.

Segundo Beck,[10] não é a situação que determina o que as pessoas sentem, mas o modo como interpretam a realidade à sua volta. Assim sendo, o modelo de psicoterapia cognitivo parte do pressuposto que as emoções e seus comportamentos são influenciados pela maneira que o indivíduo interpreta e pensa sobre a situação.

A orientação cognitivo-comportamental segue o modelo que identifica a crença central e a crença intermediária (regra, atitude, suposição) que leva a um pensamento e influencia uma situação, vice-versa, desencadeando igualmente reações emocionais, comportamentais e fisiológicas.[11] Com base nessa orientação, os sistemas de crenças de indivíduos obesos determinam sentimentos e comportamentos desencadeados por pensamentos disfuncionais acerca do peso, da alimentação e do valor pessoal; por exemplo, a crença de que ser magro está associada a autocontrole, competência e superioridade interfere diretamente na constituição da autoestima da pessoa, ou mesmo a crença de que ser magro é fundamental para a solução de problemas da vida e que, portanto, pessoas obesas seriam infelizes e malsucedidas, são significações que também são encontradas nesse grupo.[12]

Esses conjuntos de crenças provocam, no obeso, tendências disfuncionais de raciocínio, levando-o a desenvolver pensamentos dicotômicos – pensamentos em termos absolutos e extremos do tipo "se não estou completamente com o controle, significa que perdi todo o controle, que está tudo perdido; então, posso me fartar". Considerando-se o sistema de crenças, identificamos os aspectos psicológicos da obesidade, aspectos envolvidos no controle da alimentação, ou seja, as correlações, interdependências e interações que existem entre o ambiente, pensamentos, sentimentos e comportamentos.[11]

As intervenções da terapia cognitivo-comportamental (TCC) visam ensinar o indivíduo obeso a reconhecer e a responder a esses pensamentos sabotadores (disfuncionais ou também chamados pensamentos automáticos) de uma maneira mais funcional. Assim, transformam-se as crenças disfuncionais relativas ao excesso de peso, alimentação e dietas em crenças mais funcionais por meio da reestruturação cognitiva, ocorrendo assim uma mudança no seu paradigma pessoal.

Deluchi e cols.,[3] argumentam que a TCC favorece a mudança dos hábitos alimentares, diminui a frequência de episódios da compulsão alimentar (quando há), promove regulação afetiva, melhora o funcionamento social e diminui a preocupação com o corpo e a forma física.

TCC E MANEJO CLÍNICO PARA OBESOS E COM DIFICULDADE DE EMAGRECER

No tratamento para a obesidade e dificuldade de emagrecer, temos que levar em conta que a maioria dos indivíduos que perdem peso por meio de dietas começam a readquirir os quilos perdidos em mais ou menos um ano. Levando em consideração esse aspecto, o tratamento desenvolvido pela terapia cognitivo-comportamental tem como prioridade, além do emagrecimento, a manutenção do peso em longo prazo. Para que o indivíduo consiga manter o peso em longo prazo, o tratamento é direcionado aos fatores que influenciam o abandono de tentativas de controlar o peso. Assim, o objetivo terapêutico refere-se à aquisição e desenvolvimento de habilidades comportamentais e respostas cognitivas, as quais, quando praticadas, ajudam o sujeito no controle do peso.[13]

Para que isso ocorra, iniciamos o tratamento com a psicoeducação sobre a obesidade e a compulsão alimentar (se houver). Nesse primeiro encontro, o indivíduo deve entender os efeitos em curto e em longo prazo, e a função do tratamento na sua vida.

Explicamos o modelo cognitivo de manutenção da obesidade na **Figura 8.1**.

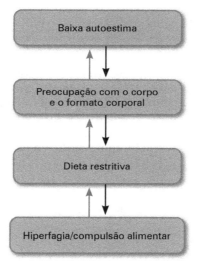

Figura 8.1. *Visão cognitiva do ciclo de manutenção do transtorno da compulsão alimentar. (Adaptada de Cooper Z, Fairburn CG, Hawker DM, 2009.[15])*

Além do ciclo de manutenção, explicamos também o modelo cognitivo de Beck, que tem como objetivo a clarificação dos pensamentos automáticos (pensamentos sabotadores), que são entendidos pelos indivíduos como verdades absolutas. Essa percepção dos eventos atua diretamente no componente emocional, no fisiológico e no comportamento. Esses pensamentos surgem das nossas crenças. Essas crenças são compreensões duradouras tão fundamentais e profundas que, frequentemente, não são articuladas nem para nós mesmos. Os indivíduos consideram como verdades absolutas – "é como as coisas são" (**Figura 8.2**).[14]

A partir desse contexto, utilizamos a automonitoração, que consiste na observação e no registro dos comportamentos. Esses comportamentos disfuncionais de um indivíduo podem estar associados a pensamentos automáticos (pensamentos sabotadores).

A automonitoração tem como efeito a redução na frequência dos comportamentos inadequados e aumento dos comportamentos adequados. Apenas esse registro já favorece a mudança e auxilia na motivação, pois o indivíduo percebe a relação entre comportamento, pensamento e emoção.

É necessário também que se coloquem metas ou tarefas graduais, pois estas ajudam a regular o comportamento, guiando e selecionando informações relevantes que aumentem a probabilidade de se engajar em uma mudança.

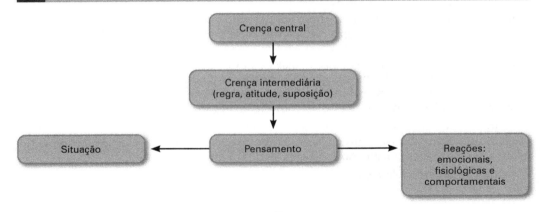

Figura 8.2. *Modelo cognitivo. (Fonte: Beck, 1997.[14])*

Uma outra técnica muito importante é o treino em resolução de problemas. Essa técnica consiste em cinco passos: orientação para o problema – crenças, avaliações e expectativas frente ao problema; definição e formulação do problema – compreender a natureza do problema; levantamento de alternativas, fazendo com que todas as opções possíveis sejam disponíveis; tomada de decisões, em que são avaliadas, comparadas e julgadas as opções disponíveis; e prática da solução e verificação, com a avaliação da eficácia em resolver a situação.

Por fim, há a reestruturação cognitiva, em que ocorre a mudança de seu paradigma pessoal. Aqui, o indivíduo já entende seus pensamentos sabotadores e como lidar com eles, e sua relação com o seu conteúdo emocional e seu comportamento. Nesse momento, o indivíduo tem como diminuir a chance de uma recaída e a possibilidade de discernir entre recaída e lapso.

CONSIDERAÇÕES FINAIS

A obesidade é compreendida pela sua multifatoriedade e, por isso, torna-se importante considerar os fatores genéticos, socioculturais, psicológicos, biológicos e o estilo de vida.

Os fatores psicológicos podem manter o indivíduo na obesidade e impedir o emagrecimento, portanto, é necessário que possamos entender seus pensamentos disfuncionais para que ocorra, de fato, uma melhora na sua autoestima e, consequentemente, uma mudança no seu comportamento, bem como no seu estilo de vida.

A terapia cognitivo-comportamental se mostra importante e eficaz no tratamento de pessoas obesas que buscam ter controle sobre sua alimentação, favorecendo assim o emagrecimento e a manutenção do seu peso em longo prazo. O seu principal objetivo é a promoção da reestruturação dos processos cognitivos, afetivos e comportamentais subjacentes à obesidade.

COMENTÁRIOS DO AUTOR
Acessando o conteúdo deste QR code você ouvirá orientações do autor sobre este capítulo.

Referências bibliográficas

1. OMS – Organização Mundial de Saúde. Estratégia mundial sobre régimen alimentario, actividad física y salud; 2004. Disponível em: http://www.who.int/.

2. OMS – Organização Mundial de Saúde. Classificação de Transtornos Mentais e de Comportamento da CID-10: descrições e diretrizes diagnósticas. Porto Alegre: Artmed; 1993.

3. Deluchi M, de Souza FP, Pergher GK. Terapia Cognitivo-Comportamental e obesidade. In: Araújo RB, Piccoloto NM, Wainer R (orgs.). Desafios Clínicos em Terapia Cognitivo-Comportamental. São Paulo: Casa do Psicólogo; 2013; p. 239-62.

4. APA, American Psycological Association, 2014.

5. Cataneo C, et al. Obesidade e aspectos psicológicos: maturidade emocional, auto-conceito, locus de controle e ansiedade. Psicol Reflex Crit. 2005; 18(1):39-46.

6. Vasques F, Martins FC, Azevedo AP. Aspectos psiquiátricos do tratamento da obesidade. Rev Psiquiatr Clin. 2004; 31(4):195-8.

7. Oliveira GA, Fonsêca PN. A compulsão alimentar na percepção dos profissionais de saúde. Psicol Hosp. 2006; 4(2):1-18.

8. Bernardi F, Chichelero C, Vitolo MR. Comportamento de restrição alimentar e obesidade. Rev Nutr. 2005; 18(1):85-93.

9. Ades L, Kerbauy RR. Obesidade: realidades e indagações. São Paulo: Psicologia USP. 2002; v. 13, n. 1.

10. Beck J. Terapia cognitiva: teoria e prática. Porto Alegre: Artmed; 1997.

11. Hawton K, Salkovskis PM, Kirk J, Clark DM. Terapia cognitvo-comportamental para problemas psiquiátricos: um guia prático. São Paulo: Martins Fontes; 1997.

12. Abreu CN, Roso M. Psicoterapias cognitiva e construtivista – novas fronteiras na prática clínica. Porto Alegre: Artmed; 2003.

13. Neufeld CB, Moreira CAM, Xavier GS. Terapia cognitivo comportamental em grupos de emagrecimento. O relato de uma experiência. Psico. 2012; 43(1):93-100.

14. Beck J. Terapia cognitiva: teoria e prática. Porto Alegre: Artmed; 1997.

15. Cooper Z, Fairburn CG, Hawker DM. Terapia cognitiva comportamental da obesidade. Manual do Terapeuta. São Paulo: Roca; 2009.

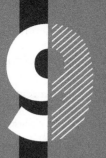

ATIVIDADE FÍSICA RELACIONADA AO EMAGRECIMENTO

Luis Henrique Boiko Ferreira
Tácito P. Souza Junior

A prevalência de sobrepeso e obesidade dobrou desde os anos 1980, fazendo com que quase um terço da população mundial apresente problemas relacionados ao excesso de peso.[1] É possível afirmar que a obesidade promove alterações em quase todas as funções fisiológicas do nosso organismo, elevando os riscos de desenvolver múltiplas patologias, como diabetes, pressão alta e alguns tipos de câncer, reduzindo assim a qualidade de vida e elevando os gastos com a saúde.

Um dos principais problemas relacionados ao emagrecimento de indivíduos obesos acaba sendo evidenciado por alguns transtornos metabólicos, especialmente o diabetes e a resistência à insulina, normalmente relacionados a uma capacidade inferior de oxidar lipídios.[2] Usualmente, essas situações acabam sendo evidenciadas em indivíduos que apresentam um índice de massa corporal (IMC) superior a 40 kg/m^2, com essa capacidade inferior de oxidar lipídios promovendo alguns transtornos na quantidade de lipoproteínas circulantes.

Recentes estudos evidenciaram que indivíduos obesos apresentam uma elevada quantidade de lipoproteína (a) em seus metabolismos, a qual se relaciona diretamente com uma grande incidência de problemas cardíacos.[3] Dessa maneira, embora dietas sejam uma das principais estratégias utilizadas para a redução de peso, é importante ressaltar que a incorporação de exercícios físicos é de grande valia quando se busca otimizar o catabolismo de gorduras,[4] especialmente quando consideramos a capacidade do exercício físico de elevar os níveis de sensibilidade a insulina e de reduzir os riscos de se desenvolver cardiopatias e diabetes tipo 2.[4,5] Dentro dessa perspectiva, devemos evidenciar que diversos métodos e protocolos de exercícios podem ser utilizados em conjunto com a estratégia dietética a fim de potencializar a queima de gordura e promover o emagrecimento de indivíduos obesos.

Dessa maneira, durante muitos anos, acreditou-se que protocolos envolvendo apenas exercícios aeróbios contínuos seriam a melhor forma de propiciar o emagrecimento.[6]

Embora essa informação não esteja completamente incorreta, considerando que exercícios aeróbios prolongados promovem o catabolismo de gorduras, diversos outros métodos de treinamento podem ser utilizados para esse mesmo fim, envolvendo tanto exercícios de predominância aeróbia quanto exercícios de predominância anaeróbia.

Assim, no decorrer deste capítulo, faremos a apresentação de protocolos de exercício, tanto com ênfase aeróbia quanto com ênfase anaeróbia, levando em consideração os impactos da intensidade, do volume, da duração e da frequência em que essas atividades são realizadas.

METABOLISMO DE GORDURAS E RELAÇÕES HORMONAIS AO EXERCÍCIO FÍSICO

A capacidade de oxidar gorduras como recurso energético é de extrema importância para a saúde de nosso metabolismo, influenciando de maneira direta a regulação do nosso peso e da nossa composição corporal.[7] De modo geral, podemos dizer que o exercício físico eleva de forma aguda os níveis de oxidação de gordura e sensibilidade à insulina, elevando assim o gasto calórico geral desses indivíduos.

Alguns estudos apontam que dietas ricas em gordura (especialmente a dieta cetogênica) podem elevar significativamente os níveis de oxidação de gorduras durante a realização de atividades físicas,[8] enquanto dietas ricas em carboidratos podem reduzir drasticamente a oxidação de gorduras durante o exercício físico.[9] Entretanto, esses mecanismos ainda apresentam certa divergência perante a ciência atual, pois alguns estudos recentes apontam que a biodisponibilidade de carboidratos durante a realização de exercícios é essencial para a regulação energética de nosso organismo,[10] favorecendo assim os processos de betaoxidação. Dessa maneira, considerando os benefícios dos exercícios físicos associados a dietas, destaca-se a importância da combinação de protocolos dietéticos juntamente ao exercício físico quando se busca otimizar o processo de oxidação de gorduras.

Sabemos que os ácidos graxos são a fonte mais abundante de energia em nosso organismo. Entretanto, as fontes lipídicas disponíveis para o músculo esquelético durante o exercício físico podem ser limitadas por alguns fatores específicos relacionados à intensidade e duração da atividade física realizada. Entre as fontes lipídicas disponíveis durante o exercício, podemos destacar as lipoproteínas de densidade muito baixa (VLDL), o triacilglicerol intramuscular (IMTG) e os ácidos graxos de cadeia longa ligados à albumina (LCFA), sendo estes derivados do processo de lipólise,[11] ocorrendo tanto de maneira subcutânea quanto visceral (**Figura 9.1**).

O processo de lipólise ocorre quando o glucagon, ou a adrenalina, atinge seus receptores específicos no adipócito, elevando as quantidades de adenosina 3',5'-monofosfato cíclico (cAMP). A elevação da cAMP promove a ativação da proteína quinase A (PKA), permitindo a ativação da enzima lipase hormônio-sensível (HSL), abrindo espaço pelo citosol e permitindo o contato com o substrato energético (triacilglicerol). O processo é finalizado, então, com a liberação de ácidos graxos livres e glicerol sendo transportados para o exterior celular.[13]

Durante atividades de duração prolongada ou de baixa intensidade, ocorre uma exacerbação do metabolismo dos LCFA por meio do processo de betaoxidação (**Figura 9.2**), em que este serve como um dos principais substratos energéticos para a realização da atividade física. Durante atividades físicas intensas (> 70% $VO_{2máx}$), nota-se uma redução do metabolismo de gorduras, passando então a aumentar a degradação de substratos energéticos relacionados à glicólise. Os motivos pelos quais isso ocorre ainda não são completamente compreendidos; entretanto, alguns estudos indicam que um dos motivos para essa redução

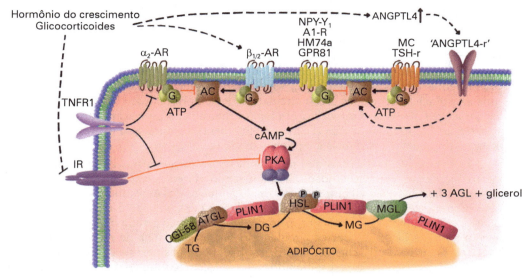

Figura 9.1. *Processo de lipólise ocorrendo no adipócito. (Fonte: Adaptada de Nielsen et al., 2014.[12])*

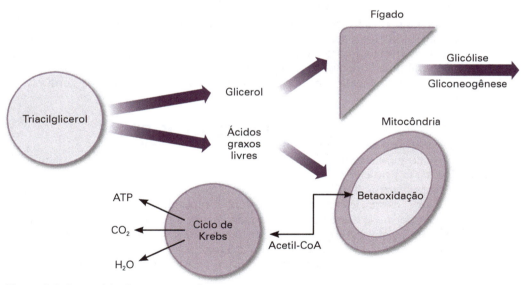

Figura 9.2. *Betaoxidação e seus produtos.*

da metabolização de gorduras e exacerbação da glicólise repousa sobre o fato da redução do fluxo sanguíneo direcionado para o tecido adiposo, com subsequente elevação desse fluxo para os músculos.[14]

Durante o processo de betaoxidação, os ácidos graxos livres são carreados para dentro da mitocôndria, onde, a partir da adição de acetil-CoA, se inicia o processo de oxidação lipídica e posterior envio desse substrato para dentro do ciclo de Krebs, o qual libera, no ATP, CO_2 e H_2O em nosso organismo.[15]

Outro ponto interessante de se ressaltar são algumas alterações hormonais específicas à regulação do balanço energético (leptina/grelina) em indivíduos com sobrepeso e obesidade.[10] Considerando o importante papel desses hormônios no controle energético de nosso corpo, problemas relacionados à sinalização, síntese e sensibilidade, usualmente, acarretam alterações na composição corporal. Não obstante, verifica-se uma incidência de hiperleptinemia em indivíduos obesos,[16] na qual, em decorrência do desenvolvimento de uma resistência à leptina, os níveis circulantes desse hormônio se elevam a fim de proporcionar a ação desejada. Entretanto, embora os mecanismos que acarretam na elevação da resistência à leptina ainda não sejam completamente compreendidos, verifica-se uma associação direta entre resistência à leptina e obesidade.[10]

Nessa perspectiva, estratégias que propiciem reduções nos níveis de leptina, promovendo melhoras em sua sensibilidade, acabam sendo viáveis quando se busca reduzir a gordura corporal. Estudos vieram demonstrando ao longo dos anos que o exercício físico aeróbio promove reduções nas concentrações de leptina entre 20% e 50% quando comparado a situações sedentárias,[17] pois por meio do déficit calórico gerado pelo exercício, uma supressão na quantidade de leptina circulante ocorre na tentativa de manter as reservas energéticas na forma de triacilglicerol.[18] Além disso, podemos perceber uma resposta nos níveis de leptina relacionados à disponibilidade de glicose durante atividades aeróbias, em que, por meio da elevação da fosforilação do 5'-monofosfato-adenosina proteína quinase ativada (AMPK), nota-se a inibição da secreção de leptina dependente da proteína-alvo da rapamicina em mamíferos (mTOR), podendo essa ser uma das explicações da efetividade do exercício físico na redução dos níveis de leptina.[10]

Sendo assim, embora nem todos os mecanismos relacionados ao metabolismo de gorduras sejam compreendidos em sua íntegra, percebe-se que diversos fatores acabam influenciando de maneira direta e indireta o processo de oxidação de gorduras. Porém, podemos destacar a disponibilidade de substrato energético e predominância do metabolismo relacionado à atividade realizada como principais reguladores da oxidação de gorduras em nosso metabolismo.

EXERCÍCIOS AERÓBIOS E O EXCESSO DE PESO

Podemos dizer que existem dois metabolismos predominantes durante a execução de atividades físicas. O primeiro deles é conhecido como metabolismo aeróbio, o qual usualmente se sustenta a partir da utilização constante de oxigênio durante toda a sua execução. Reconhecidamente, exercícios aeróbios apresentam a capacidade de elevar o metabolismo de gorduras, pois, por meio desse tipo de atividade, os níveis de oxidação mitocondrial acabam sendo elevados significativamente, evidenciando assim o catabolismo de triacilglicerol.[6] Entretanto, é importante ressaltar que um dos fatores que determinam qual substrato energético será utilizado durante a atividade física é a intensidade e a duração em que a mesma vai ser realizada.

Usualmente, durante o repouso, o nosso organismo trabalha primordialmente com a metabolização de gorduras. Porém, a partir do momento em que se inicia uma atividade física, é possível verificar uma elevação nos níveis de oxidação de carboidrato de acordo com a elevação da intensidade do exercício, na qual o nível de oxidação de gorduras se elevará nos primeiros momentos e reduzirá novamente durante intensidades mais elevadas. Partindo desse princípio, é importante notar que, durante atividades muito intensas, possivelmente a metabolização de gorduras não será tão efetiva, pois, embora tenhamos uma grande quantidade de energia armazenada no formato de gordura, esta demora mais tempo para ser metabolizada e transformada em energia útil quando comparada a outros substratos energéticos.

De maneira geral, podemos verificar ajustes nos níveis de oxidação de gorduras acontecendo em nosso organismo quando intervenções de 6 a 12 semanas, utilizando exercícios aeróbios de moderada intensidade (55-70% $VO_{2máx}$), são realizadas. Não obstante, alguns estudos verificaram que de 7 a 10 dias de uso de exercícios aeróbios moderados, durante 2 horas por dia, também podem elevar significativamente o nível de oxidação de gorduras com significativo aumento na sensibilidade à insulina 24 horas após a realização das sessões de exercício.

Desse modo, durante muitos anos se buscaram métodos que viabilizassem uma maior oxidação de gorduras quando comparados a outros métodos de treinamento aeróbio, surgindo assim um método conhecido como "FATmax", reconhecido como um treinamento realizado dentro de uma zona considerada ótima para a oxidação de gorduras.

Os exercícios realizados dentro do FATmax são realizados abaixo da intensidade em que a glicólise começa a se exacerbar em nosso organismo, caracterizada por atividades acima do limiar de lactato. Quando os processos glicolíticos se sobressaem em nosso metabolismo, nota-se uma redução drástica dos níveis de oxidação de ácidos graxos de cadeia longa. Isso sugere que, nos exercícios de intensidade elevada, em que os processos de glicólise se sobressaem aos de betaoxidação, uma menor quantidade de ácidos graxos será utilizada como substrato energético, no qual, embora o gasto energético relativo esteja maior, as taxas de oxidação de gorduras serão reduzidas.

De acordo com as recomendações feitas pelo Colégio Americano de Medicina do Esporte (ACSM), uma rotina de treinamentos aeróbios com o objetivo de redução de peso em indivíduos com sobrepeso deve ser composta por, no mínimo, 30 minutos de atividades aeróbias de intensidade moderada, sendo realizadas ao menos cinco vezes por semana. Como já observado anteriormente, exercícios de intensidade moderada podem ser bastante efetivos na metabolização de gorduras em nosso organismo e, embora essas atividades apresentem a capacidade de elevar os processos de betaoxidação juntamente aos níveis de sensibilidade à insulina 24 horas após a atividade, alguns estudos mais recentes demonstraram que, 72 horas após exercícios de intensidade moderada, os níveis de sensibilidade à insulina retornam aos níveis basais. Dessa maneira, é razoável treinar indivíduos com sobrepeso e/ou obesidade nessas intensidades específicas, considerando que o principal objetivo para tratar essa população se fundamenta na capacidade de elevar a oxidação de gordura mais efetivamente.

Contrapondo os exercícios de intensidades moderadas, existe uma tendência mundial crescente que vem destacando a efetividade do treinamento intervalado de alta intensidade (HIIT) para a redução de peso. Inicialmente, esse método de treinamento foi planejado para melhorar o condicionamento físico de atletas. Entretanto, devido à sua efetividade em melhorar tanto os componentes antropométricos quanto os fisiológicos,[19] esse método de treinamento vem sendo sugerido para as mais diversas populações. Porém, devido às elevadas intensidades (embora curtas), a tolerabilidade desse método de exercícios ainda é um pouco questionada quando trabalhamos com populações mais debilitadas.

O treinamento intervalado de alta intensidade ou, como também é conhecido, exercício intermitente de alta intensidade, é um método de treinamento intervalado que consiste na alternância de atividades físicas de alta intensidade com reduções de intensidade durante o mesmo exercício. Essas reduções de intensidade servem como um período de recuperação ativa para os músculos envolvidos durante o protocolo de exercício, permitindo que os indivíduos consigam permanecer mais tempo em atividade. De maneira geral, pode-se dizer que não existe um consenso com relação ao tempo em que as sessões de treinamento intervalado devem perdurar; entretanto, grande parte dos métodos de treinamento consiste em atividades de, no máximo, 30 minutos, fazendo com que esse método de exercícios apresente uma característica *time-efficient*,[20] o que pode ser de grande valia para indivíduos que apresentam pouco tempo para a realização de exercícios físicos.

Recentemente, alguns estudos sobre o tema demonstraram que o treinamento intervalado de alta intensidade apresenta uma capacidade superior aos métodos de treinamento contínuo no que diz respeito a doenças cardiovasculares. Além dos aspectos cardiovasculares, a capacidade metabólica desse método de treinamento também se mostra superior com relação ao aumento da sensibilidade à insulina desses indivíduos, fazendo com esse método de treinamento se apresente como uma excelente alternativa para combater os problemas relacionados à síndrome metabólica.[21]

De modo geral, acaba sendo importante ressaltar alguns pontos relacionados a esse tipo de treinamento, em que um dos principais objetivos acaba sendo propiciar um ambiente adequado para a elevação do gasto calórico apresentado por parte do praticante da atividade em questão. Entretanto, é razoável afirmar que, mesmo após o término da atividade, nosso organismo permanece funcionando em alta intensidade, buscando assim recuperar os tecidos e substratos energéticos que foram gastos durante a realização da prática, fazendo com que o nosso consumo calórico permaneça elevado até 48 horas após o término da sessão de exercícios.

Durante muitos anos se acreditou que um dos principais agentes responsáveis pela elevação do consumo calórico pós-atividade física estava relacionado ao excesso de consumo de oxigênio pós-exercício (EPOC), iniciado em nosso organismo como tentativa de recuperar a estabilidade interna no que diz respeito à síntese de proteínas, liberação hormonal e temperatura corporal.[22] Porém, atualmente se sabe que a quantidade de calorias relacionada ao EPOC não é tão significativa assim para promover alterações reais na composição física e balanço energético de indivíduos que realizam atividades intensas, elevando o consumo calórico em uma média de 10-20 calorias por hora durante um período de até 10 horas.[23]

Por fim, podemos concluir que o processo de catabolismo de gorduras em nosso organismo é bastante complexo, considerando que diversos fatores podem influenciar a metabolização de gorduras. Atualmente, aceita-se a hipótese de que o treinamento intervalado de alta intensidade é uma das melhores formas de otimizar a queima de gorduras associada a melhorias cardiovasculares, o que pode ser de grande valia para a redução da incidência de patologias associadas à síndrome metabólica que afeta, principalmente, a população com obesidade.[24]

EXERCÍCIOS ANAERÓBIOS

Contrapondo os exercícios de predominância aeróbia, possuímos exercícios que têm sua maior fundamentação ocorrendo durante situações de privação de oxigênio, com diferentes substratos e potenciais energéticos sendo utilizados e gerados em nosso organismo.[25] Inicialmente, podemos dizer que os principais objetivos desse método de treinamento se relacionavam ao aumento da seção transversa do músculo e elevação da força. Entretanto, ao longo dos anos, diversas organizações, como a Associação Americana do Coração (AHA), o Colégio Americano de Medicina do Esporte (ACSM) e a Associação Americana de Diabetes (ADA), indicaram os potenciais desse método de treinamento no combate à obesidade e à síndrome metabólica.[26]

É possível afirmar que o principal representante dos métodos anaeróbios é o treinamento de força, o qual em sua fundamentação apresenta um papel bastante pertinente no controle do peso, por meio de um extenso controle hormonal e elevação da quantidade de massa magra desenvolvidos nos sujeitos que realizam intervenções fundamentadas nesse tipo de treinamento.[27] Estima-se que ocorra uma elevação do consumo calórico a cada quilograma de massa muscular ganho, o qual acaba sendo responsável por um aumento de aproximadamente 21 calorias no nosso consumo calórico basal. Isso permite que, além da elevação do consumo calórico relacionado ao exercício, nosso corpo passe a gastar mais energia para fazer a manutenção do nosso organismo, viabilizando dessa maneira uma elevação calórica aguda e crônica nos praticantes dessa modalidade.[28]

Além do controle de peso, o treinamento de força acaba sendo responsável por promover alterações nas relações entre massa magra e tecido adiposo em nosso organismo, permitindo que, com a elevação da quantidade de massa magra, uma concomitante redução nos níveis de tecido adiposo seja observada nos sujeitos que realizam intervenções com, pelo menos, oito semanas de treinamento. Desse modo, permite uma associação direta entre o treinamento de força e a redução nos riscos de doenças cardiovasculares relacionados a reduções nos níveis de dislipidemia.[27] Além disso, em decorrência da elevada demanda glicogênica relacionada ao sistema bioenergético utilizado durante a realização dos treinamentos, esse método acaba se postando como uma excelente alternativa no combate ao diabetes,[4] evidenciando a elevada capacidade de aumentar a captação de glicose por parte dos músculos durante a realização da prática.[25]

Como qualquer método de treinamento, é necessário que um cuidado bastante grande seja dado no que diz respeito ao controle da intensidade, volume e frequência de realização dos exercícios, viabilizando desse modo o melhor desenvolvimento possível por parte do indivíduo que realiza essas intervenções.

Usualmente, a intensidade dos exercícios de força é estimada a partir de percentuais de uma repetição máxima (1-RM), em que se estima que intensidades de ao menos 50% de 1-RM devam ser utilizadas para que ocorra uma elevação significativa nos níveis de seção transversa do músculo.[29] O volume de treinamento pode ser calculado (em Joules) a partir do trabalho total realizado durante uma série, sessão, semana ou período específico em que uma intervenção é realizada.

Fleck e Kraemer completam: "O volume de treinamento é determinado mais precisamente pelo cálculo do trabalho total realizado. O trabalho total numa repetição é a carga multiplicada pela distância vertical em que o peso é levantado. Portanto, se 45 kg, ou 445 N, são levantados verticalmente 0,9 m em uma repetição, o volume ou trabalho total é dado por 445 N multiplicados por 0,9 m (445 N × 0,9 m = 400 J)".[30]

Por fim, a frequência, relacionada à quantidade de vezes em que determinada intervenção será realizada durante um protocolo de treinamento de força, varia usualmente entre uma e sete vezes por semana. De acordo com as últimas diretrizes propostas pelo Colégio Americano de Medicina do Esporte (ACSM), são necessárias ao menos duas sessões de treinamento por semana para que se obtenham resultados significativos com relação ao aumento de força e hipertrofia muscular, considerando sempre uma certa equalização do trabalho realizado em cada uma dessas sessões para que os melhores resultados relacionados a essas intervenções sejam alcançados.

Quando buscamos viabilizar a prescrição do treinamento de força para indivíduos obesos, é necessário que alguns procedimentos sejam seguidos no decorrer das semanas de intervenção para que um melhor desenvolvimento seja obtido. Durante as duas primeiras semanas de exercício, o peso utilizado durante as sessões de treinamento deve ser baixo (50-60% de 1-RM), buscando proporcionar um melhor entendimento com relação à técnica de movimento e reduzir os riscos relacionados à dor muscular tardia. A partir da terceira semana, inicia-se uma elevação da intensidade do exercício, na qual os participantes devem realizar uma média de três séries de exercício por grupamento muscular, variando entre 10 e 12 repetições por exercício até que se chegue ao estado de fadiga, ou seja, impossível de realizar mais repetições de maneira adequada. Tanto a intensidade quanto o número de séries dos exercícios devem se elevar progressivamente de acordo com a progressão do aluno, buscando sempre superar os ajustes neurais relacionados ao treinamento executado.[27]

Como já foi possível observar anteriormente neste capítulo, métodos que se utilizam do treinamento intervalado de alta intensidade apresentam diversos benefícios com relação à saúde e à redução de peso em indivíduos obesos. Entretanto, é necessário que compreendamos que esse modelo de treinamento pode ser utilizado também durante o treinamento de força: em decorrência da característica do exercício realizado, no qual esforços de alta intensidade são realizados durante curtos períodos de tempo, podemos dizer que durante a realização de intervenções fundamentadas no treinamento de força acabamos visualizando um excelente exemplo de treinamento intervalado, viabilizando dessa maneira os mais diversos benefícios relacionados a esse tipo de prática.[24]

Podemos evidenciar, ainda, o que alguns pesquisadores chamam de treinamento de força metabólico, o qual se baseia principalmente em gerar o maior estresse metabólico possível durante a realização do protocolo de treinamento.[31] Por meio desse modelo de treinamento, acaba sendo possível observar ajustes relacionados a intensidade, frequência e densidade (intervalo entre séries) em que os exercícios são realizados. Durante a elevação da intensidade, frequência e densidade, observa-se um maior estresse metabólico se instaurando em nosso metabolismo, forçando desse modo diversas sinalizações hormonais e neurais em nosso organismo, que buscam restaurar o estado alostático em nosso corpo. Assim, são viabilizados o aumento nos níveis de seção transversa do músculo e reduções nos níveis de gordura corporal.[32]

CONSIDERAÇÕES FINAIS

Por fim, podemos concluir que, embora existam diversos métodos que podem ser utilizados na viabilização da queima de gorduras, atualmente, se considera que os métodos intervalados de alta intensidade apresentam as melhores condições para a promoção da lipólise, promovendo reduções significativas na adiposidade abdominal e visceral quando comparados aos métodos contínuos.[33] O motivo dessa superioridade tem como base as melhorias na sensibilidade à insulina e maior oxidação de gorduras associada às diferentes intensidades de exercício (altas/moderadas). Nessa comparação, além da queima de gorduras, obtêm-se melhorias cardiorrespiratórias que possibilitam treinamentos mais avançados ao longo da periodização do treino.[34]

COMENTÁRIOS DO AUTOR
Acessando o conteúdo deste QR code você ouvirá orientações do autor sobre este capítulo.

Referências bibliográficas

1. OMS. Good health adds life to years: Global brief for World Health Day 2012. Geneva: World Health Organization; 2012.
2. Kahn SE, Hull RL, Utzschneider KM. Mechanisms linking obesity to insulin resistance and type 2 diabetes. Nature. 2006; 444(7121):840-6. ISSN: 1476-4687.

3. Nordestgaard BG, Langsted A. Lipoprotein (a) as a cause of cardiovascular disease: insights from epidemiology, genetics, and biology. J Lipid Res. 2016; 57(11):1953-75. ISSN: 1539-7262 (Electronic) 0022-2275 (Linking).

4. Clark JE. Diet, exercise or diet with exercise: comparing the effectiveness of treatment options for weight-loss and changes in fitness for adults (18-65 years old) who are overfat, or obese; systematic review and meta-analysis. J Diabetes Metab Disord. 2015; 14(1):31. ISSN: 2251-6581.

5. Cook NR, Mora S, Ridker PM. Lipoprotein (a) and cardiovascular risk prediction among women. J Am Coll Cardiol. 2018; 72(3):287-96. ISSN: 1558-3597 (Electronic) 0735-1097 (Linking).

6. Wallman K, et al. The effects of two modes of exercise on aerobic fitness and fat mass in an overweight population. Res Sports Med. 2009; 17(3):156-70. ISSN: 1543-8627.

7. Shen Y, et al. Effect of different exercise protocols on metabolic profiles and fatty acid metabolism in skeletal muscle in high-fat diet-fed rats. Obesity (Silver Spring). 2015; 23(5):1000-6. ISSN: 1930-7381.

8. Volek JS, et al. Metabolic characteristics of keto-adapted ultra-endurance runners. Metabolism. 2016; 65(3):100-10. ISSN: 0026-0495.

9. Hall KD, Guo J. Obesity energetics: body weight regulation and the effects of diet composition. Gastroenterology. 2017; 152(7):1718-27.e3. ISSN: 0016-5085.

10. Gonzalez JT, Betts JA, Thompson D. Carbohydrate Availability as a Regulator of Energy Balance with Exercise. Exerc Sport Sci Rev. 2019; 47(4):215-22. ISSN: 1538-3008 (Electronic) 0091-6331 (Linking).

11. Noland RC. Exercise and regulation of lipid metabolism. In: Bouchard C (ed.). Progress in molecular biology and translational science. Elsevier. 2015; 135:39-74. ISBN: 1877-1173.

12. Nielsen TS, Jessen N, Jørgensen JO, Møller N, Lund S. Dissecting adipose tissue lipolysis: molecular regulation and implications for metabolic disease. J Mol Endocrinol. 2014; 52(3): R199-R222. doi: 10.1530/JME-13-0277.

13. Fonseca-Alaniz MH, et al. O tecido adiposo como centro regulador do metabolismo. Arq Bras Endocrinol Metabol. 2006; 50(2):216-29. ISSN: 0004-2730. Disponível em: http://www.scielo.br/scielo.php?script=sci_arttext&pid=S0004-27302006000200008&nrm=iso.

14. Robciuc MR, et al. VEGFB/VEGFR1-induced expansion of adipose vasculature counteracts obesity and related metabolic complications. Cell Metab. 2016; 23(4):712-24. ISSN: 1550-4131.

15. Houten SM, Wanders RJ. A general introduction to the biochemistry of mitochondrial fatty acid β-oxidation. J Inherit Metab Dis. 2010; 33(5):469-77. ISSN: 0141-8955.

16. Sáinz N, et al. Leptin resistance and diet-induced obesity: central and peripheral actions of leptin. Metabolism. 2015; 64(1):35-46. ISSN: 0026-0495. Disponível em: http://www.sciencedirect.com/science/article/pii/S0026049514003096.

17. Turner JE, et al. Nonprescribed physical activity energy expenditure is maintained with structured exercise and implicates a compensatory increase in energy intake. Am J Clin Nutr. 2010; 92(5):1009-16. ISSN: 1938-3207 (Electronic) 0002-9165 (Linking).

18. Farr OM, Gavrieli A, Mantzoros CS. Leptin applications in 2015: what have we learned about leptin and obesity? Curr Opin Endocrinol Diabetes Obes. 2015; 22(5):353-9.

19. Gibala MJ, McGee SL. Metabolic adaptations to short-term high-intensity interval training: a little pain for a lot of gain? Exerc Sport Sci Rev. 2008; 36(2):58-63. ISSN: 0091-6331.

20. Gillen JB, Gibala MJ. Is high-intensity interval training a time-efficient exercise strategy to improve health and fitness? Appl Physiol Nutr Metabol. 2014; 39(3):409-12. ISSN: 1715-5312.

21. Little JP, et al. A practical model of low-volume high-intensity interval training induces mitochondrial biogenesis in human skeletal muscle: potential mechanisms. J Physiol. 2010; 588(Pt 6):1011-22. ISSN: 1469-7793.

22. Williams CB, et al. Changes in mechanisms proposed to mediate fat loss following an acute bout of high-intensity interval and endurance exercise. Appl Physiol Nutr Metabol. 2013; 38(12):1236-44. ISSN: 1715-5312.

23. Townsend LK, Couture KM, Hazell TJ. Mode of exercise and sex are not important for oxygen consumption during and in recovery from sprint interval training. Appl Physiol Nutr Metab. 2014; 39(12):1388-94. ISSN: 1715-5320 (Electronic) 1715-5312 (Linking).

24. Gibala MJ, et al. Physiological adaptations to low-volume, high-intensity interval training in health and disease. J Physiol. 2012; 590(5):1077-84. ISSN: 0022-3751.

25. Hall JE, Guyton AC. Guyton and Hall textbook of medical physiology. Saunders; 2011. ISBN: 9781416045748, 1416045740, 9780808924005, 0808924001.

26. Goff DC, et al. 2013 ACC/AHA guideline on the assessment of cardiovascular risk: a report of the American College of Cardiology/American Heart Association Task Force on Practice Guidelines. J Am Coll Cardiol. 2014; 63(25 Part B):2935-59. ISSN: 0735-1097.

27. Strasser B, Schobersberger W. Evidence for resistance training as a treatment therapy in obesity. J Obes. 2010; v. 2011. ISSN: 2090-0708.

28. Ten Hoor GA, et al. A new direction in Psychology and Health: Resistance exercise training for obese children and adolescents. Psychol Health. 2016; 31(1):1-8.

29. Howard R, Eisenmann JC, Moreno A. Summary: the national strength and conditioning association position statement on long-term athletic development. Strength Cond J. 2019; 41(2):124-6. ISSN: 1524-1602.

30. Fleck SJ, Kraemer WJ. Fundamentos do treinamento de força muscular. 4 ed. Artmed; 2017. ISBN: 8582713908.

31. Denou E, et al. High-intensity exercise training increases the diversity and metabolic capacity of the mouse distal gut microbiota during diet-induced obesity. Am J Physiol Endocrinol Metab. 2016; 310(11):E982-93. ISSN: 0193-1849.

32. Nissila JS, Kinnunen HO. Apparatus for metabolic training load, mechanical stimulus, and recovery time calculation. Google Patents; 2016.

33. Maillard F, Pereira B, Boisseau N. Effect of high-intensity interval training on total, abdominal and visceral fat mass: a meta-analysis. Sports Med. 2018; 48(2):269-88. ISSN: 0112-1642.

34. Batacan Jr RB, et al. Effects of high-intensity interval training on cardiometabolic health: a systematic review and meta-analysis of intervention studies. Br J Sports Med. 2017; 51(6):494-503. Disponível em: https://bjsm.bmj.com/content/bjsports/51/6/494.full.pdf.

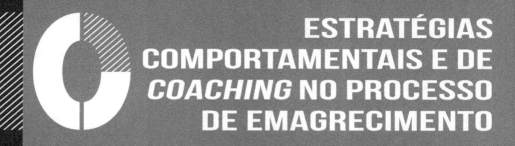

ESTRATÉGIAS COMPORTAMENTAIS E DE *COACHING* NO PROCESSO DE EMAGRECIMENTO

Luciana Oquendo Pereira Lancha
Lara Natacci
Daniele Kallas

Dietas restritivas são o método mais comumente usado para o controle do sobrepeso e obesidade, no mundo, nos últimos anos. No entanto, artigo publicado na Lancet[1] mostra que não somente a obesidade está crescendo em todos os países do planeta, mas que também nenhum país do mundo, nesses últimos 33 anos, conseguiu ter sucesso no combate à obesidade. À medida que crescem as taxas globais de doenças crônicas, o foco em estratégias para melhorar os comportamentos de saúde também aumenta, e milhares de diferentes dietas são criadas a cada ano. Os problemas de saúde associados à obesidade são a principal causa de mortalidade nos Estados Unidos, perdendo apenas para problemas associados ao tabagismo. Além disso, o custo das doenças associadas ao sobrepeso para o sistema de saúde é muito elevado.

Estimativas da Organização Mundial da Saúde (OMS)[2] indicam que as DCNT são responsáveis por 71% de um total de 57 milhões de mortes ocorridas no mundo em 2016. No Brasil, as DCNT são igualmente relevantes, tendo sido responsáveis, em 2016, por 74% do total de mortes, com destaque para as doenças cardiovasculares (28%), as neoplasias (18%), as doenças respiratórias (6%) e o diabetes (5%). Estudos mostram que as raízes da doença estão em comportamentos como o tabagismo e a inatividade física, sendo que esta última mata ainda mais que o tabaco, o estresse, a má alimentação e o sono ruim.[3] Portanto, podemos explicar a maioria das doenças com comportamentos simples ligados aos hábitos de estilo de vida e, dessa maneira, a melhor maneira de combater e prevenir doenças é por meio da mudança de comportamento.

A obesidade é uma das maiores causas de morbidade e mortalidade evitável em todo o mundo, e tornou-se uma epidemia em países desenvolvidos no final do século XX. Entretanto, atualmente, atinge também países em desenvolvimento – e em todos os níveis socioeconômicos. Constitui condição de difícil controle, com alto percentual de insucesso terapêutico e recidiva, podendo trazer sérias repercussões orgânicas e psicossociais, sobretudo nas formas mais graves. Por outro lado, a perda de peso está associada a reduções no risco de morbidade e mortalidade.

Alguns estudos indicam que a obesidade tem origens genéticas e ambientais, e envolve consumo energético excessivo, diminuição da atividade física, aspectos sociais, culturais, econômicos e psicológicos, além de anormalidades metabólicas e endócrinas.

A influência de aspectos ambientais, sobretudo socioculturais, é marcante sobre o comportamento alimentar. A pressão social da busca pela forma física, muitas vezes inatingível, e o esforço pessoal extremo envolvido em submeter-se a um tratamento para perda de peso causam conflito importante entre corpo e mente. O estresse, a rejeição, a restrição e outros estados emocionais negativos, como ansiedade, angústia e cólera, podem conduzir à interrupção do autocontrole, levando a escolhas alimentares precipitadas e inapropriadas, que de certo modo, provisoriamente, aliviam as tensões.[4]

Embora a perda de peso possa ser alcançada por meio de restrição alimentar e/ou aumento da atividade física, muitos indivíduos recuperam o peso que perderam em longo prazo. O insucesso dos programas de emagrecimento é relatado há décadas,[5-9] e a falta de aderência não se restringe apenas às dietas de moda desbalanceadas, mas também às orientações nutricionalmente equilibradas, como as prescritas nos serviços hospitalares, consultórios e ensinadas nas universidades ao redor do mundo.[10]

A proporção de indivíduos que mantêm com sucesso a perda de peso varia de acordo com o modo como a "manutenção bem-sucedida da perda de peso" é definida.[11] Wing e Hill propuseram a seguinte definição: "intencionalmente perdendo" 10% do peso inicial e mantendo-o por um ano. Com base nessa definição, aproximadamente um quarto dos indivíduos com sobrepeso relata ter conseguido manter a perda de peso.[12]

Outros autores indicam que entre 90% e 95% dos indivíduos que seguem dietas para emagrecer recuperam peso em longo prazo e, muitas vezes, acabam pesando mais do que antes da intervenção.[13]

Fields e cols. demonstraram,[14] em quase 17.000 crianças com idades entre 9-14 anos, que "fazer" dieta restritiva foi um preditor significativo de ganho de peso. Além disso, o risco de compulsão alimentar também cresce com o aumento da frequência de se submeter a dietas restritivas. Os autores concluíram que, em longo prazo, fazer dieta para controlar o peso não é eficaz, podendo realmente promover o ganho de peso. Mann e cols.,[15] em seu artigo *"Diets Are Not the Answer"* (Dietas Não São a Resposta), avaliaram 31 estudos sobre os resultados em longo prazo das dietas de restrição de calorias e concluíram que essas dietas são um preditor consistente de ganho de peso. Eles observaram que até dois terços das pessoas recuperaram mais peso do que haviam perdido. A recuperação do peso perdido, assim como o efeito "sanfona" (perde e ganha), também estão associados a problemas de saúde, como o risco aumentado de infarto do miocárdio, acidente vascular cerebral, diabetes e redução de HDL colesterol. Assim, não só o sobrepeso é uma ameaça à saúde, mas repetidas tentativas para perder peso, aparentemente, podem contribuir para outros problemas de saúde.

Adaptações fisiológicas compensatórias após perda de peso induzida por dieta, tais como diminuição no gasto de energia, oxidação de gordura e hormônio anorexigênico (p. ex., leptina) e aumento dos níveis de apetite, desejo e hormônio orexígeno (p. ex., grelina), promovem recuperação de peso.[11]

O interesse na investigação dos comportamentos associados ao hábito alimentar baseia-se na possibilidade de aumentar a efetividade de intervenções nutricionais, pois, apesar do maior acesso da população a informações sobre nutrição e alimentação balanceada, o tratamento da obesidade e das sobrecargas ponderais moderadas constitui, atualmente, objeto de controvérsias.[4]

Intervenções comportamentais no estilo de vida, visando tanto a ingestão alimentar quanto a atividade física, são efetivas na redução da recuperação de peso após a perda de peso inicial em adultos obesos dentro de 12 meses após a perda de peso. Existem algumas evidências de que esses efeitos podem ser mantidos em 24 meses, e evidências limitadas, além de 24 meses.[16]

A perda de peso sustentável exige, então, que o paciente adote e incorpore novos padrões de comportamento em suas vidas. Estratégias baseadas no *coaching* de saúde e bem-estar são relativamente novas, mas apresentam eficácia demonstrada com pacientes obesos com o objetivo de perda de peso.[17]

ESTÁGIOS DE PRONTIDÃO PARA A MUDANÇA

James Prochaska dedicou mais de 25 anos de pesquisa para medir a mudança comportamental e, em 1979, criou um modelo para analisar a prontidão para a mudança: o Modelo Transteórico de Mudança Comportamental. Ele iniciou suas pesquisas com intervenção em cessação de tabagismo, e evoluiu as mesmas no sentido de analisar a prontidão para a mudança em casos de tratamento de abuso de substância, gerenciamento do estresse, aderência a medicamentos, sexo seguro, estilos de vida sedentários, dietas de alto teor calórico, violência doméstica, prevenção de *bullying* e prevenção da depressão.

Por meio dessa pesquisa, Prochaska criou um diagrama para automudança em comportamentos na saúde que pode ser aplicado no *coaching* de saúde, boa forma e bem-estar. Ele parte do pressuposto que as automudanças bem-sucedidas dependem da aplicação de estratégias certas (processos) nos momentos certos (estágios), e afirma que cessar comportamentos de alto risco e adotar comportamentos saudáveis envolve a progressão por cinco estágios de mudança: pré-contemplação, contemplação, preparação, ação e manutenção.[18,19]

Segundo o pesquisador, certos princípios, ferramentas e processos de mudança funcionam melhor em cada estágio para reduzir a resistência, facilitar o progresso e prevenir recaídas. Esses incluem técnicas específicas para aumento de consciência, avaliação de prós e contras da mudança, fortalecimento da autoeficácia e processos comportamentais.

Prochaska complementa que menos de 20% da população em risco está preparada para entrar em ação a qualquer dado momento. Sendo assim, quando o cliente busca o emagrecimento, a estratégia de simplesmente elaborar um cardápio restritivo em termos de energia e nutrientes não vai trazer resultados satisfatórios para mais de 80% dos casos.

Indivíduos nos primeiros estágios dependem mais dos processos de mudança cognitivos, afetivos e avaliativos. Por outro lado, os indivíduos nos últimos estágios dependem mais dos processos comportamentais, incluindo o apoio social, reforçamento, compromissos e técnicas de gestão ambiental.[18,19]

Vamos, em seguida, conhecer os estágios de prontidão para a mudança, segundo Prochaska.

Pré-contemplação

O indivíduo está em pré-contemplação quando não reconhece que apresenta um problema, não admite que a sua saúde e bem-estar podem ser comprometidos e não apresenta o desejo de mudar. Pessoas que já passaram por processos de emagrecimento anteriormente, mas que não tiveram sucesso na manutenção do peso e que não acreditam que nenhuma estratégia seja capaz de trazer bons resultados, também estão nessa fase.

Nessa fase, é indicado aumentar a consciência, ler um pouco mais sobre as vantagens de um estilo de vida saudável, procurar quais mudanças no ambiente têm proporcionado esse estilo de vida saudável na população e diminuir um pouco a resistência do indivíduo. Empatia e outras técnicas da entrevista motivacional podem auxiliar.

Na pré-contemplação, é fundamental, após garantir que o paciente tenha consciência do seu estado de saúde, permitir que ele tome a decisão pelo autocuidado ou não. Muitas vezes, a escuta empática e sem julgamento é o próprio gatilho para a mudança.

Contemplação

O indivíduo em contemplação já reconhece a necessidade de mudar, mas ainda oscila entre o desejo de mudança e o de manter o seu comportamento alimentar, pois ainda pensa muito nas "dificuldades" que enfrentará.

O objetivo na fase de contemplação é evitar a procrastinação e identificar as vantagens que o indivíduo terá em sua vida caso mude de comportamento. Nessa fase, é importante descobrir a real motivação para a mudança alimentar, os valores individuais, identificar os pontos fortes de cada um, desenvolver uma rede de apoio e verificar os facilitadores e as barreiras para a mudança, bem como os recursos internos que vão trazer suporte ao processo.

A definição de objetivos é componente-chave do processo de *coaching*, e inclui tanto o objetivo final (visão de futuro) quanto os objetivos processuais (metas ou objetivos intermediários), e os mesmos devem ser concretos, baseados nas motivações e condições do cliente, assim como nos seus valores.

Os valores constituem os princípios fundamentais intrínsecos de cada pessoa, e desempenham importantes funções motivacionais e de unificação de comportamentos. Cada pessoa tem valores fundamentais que orientam a sua vida. No caso da nutrição, estão associados à saúde e ao bem-estar. Para identificar os valores fundamentais de uma pessoa, podem ser utilizadas questões genéricas como: "O que o motiva?"; "O que é mais importante para si?"; "O que o faz levantar-se da cama pela manhã?"; ou "O que o faz passar à ação?" Cada objetivo é gerado por um ou mais valores que se deseja satisfazer, sendo fundamental respeitar, nas ações destinadas a atingi-lo, os valores que estão subjacentes. O profissional de nutrição deve evocar as razões do *coachee* (indivíduo ou grupo) para a mudança e as percepções sobre os motivos pelos quais pretende mudar e como fazê-lo.[33]

Nessa fase, o desafio é trabalhar a ambivalência, pois nesse momento o cliente já enxerga os prós da mudança, mas eles se igualam aos contras. Por meio da entrevista motivacional, é possível ajudar o cliente a perceber essa ambivalência e também trabalhar seus motivadores. A entrevista motivacional consiste em:

- Expressar empatia;
- Desenvolver a discrepância;
- Lidar com a resistência;
- Apoiar a autoeficácia.

Expressar empatia

Criar *rapport*, ou vínculo, é o primeiro e mais importante passo na construção desse novo caminho. "O cliente não se importa com o quanto você sabe, até que ele saiba o quanto você se importa."

Em recente estudo, Dambha-Miller e cols.[20] demonstraram que, quando pacientes diagnosticados com diabetes tipo 2 eram acompanhados (nos 12 meses subsequentes) por uma equipe de profissionais de saúde treinada em empatia, houve redução de aproximadamente 50% na mortalidade por causas associadas ao diabetes ao longo de 10 anos.

Para isso, reduzir o julgamento é essencial, tentando ser mais curioso e compreensivo com o cliente.

Tabela 10.1. Balanço decisório (Método Lancha)

Razões para manter o comportamento	Razões para mudar
1. Quais os benefícios de ficar como está?	2. Quais são suas preocupações sobre ficar como está?
3. Quais são suas preocupações sobre a mudança de seus hábitos não saudáveis?	4. Quais os benefícios de mudar seus hábitos não saudáveis?
Escore da resistência:	*Escore da motivação:*

Faça o escore de 0 a 10, sendo 10 = importante manter o hábito e 0 = não é importante manter o hábito; e, depois, 10 = muito importante mudar o hábito e 0 = não é importante mudar o hábito.

Desenvolver a discrepância

Para desenvolver a discrepância, podemos ajudar o cliente a perceber o quanto seu comportamento atual está distante dos valores e metas pessoais. A técnica de balanço decisório, descrita por Rick Botelho, é excelente para isso, assim como a utilização de resumos e reflexões perceptivas (Tabela 10.1).[21]

Lidar com a resistência

Esse é um dos grandes desafios enfrentados pelos profissionais de saúde e, se não soubermos como lidar com a resistência, temos grande chance de aumentá-la e distanciar o cliente ainda mais. Existem várias definições sobre resistência, e uma delas diz que a resistência é uma força psicológica que nasce no cliente quando este não aceita a influência que estão querendo exercer sobre ele e seu comportamento.

As pessoas resistem quando:[22]

1. Sentem que não estão no controle;
2. Acreditam que não têm escolha;
3. Não sabem o que está acontecendo.

Um dos cofundadores da Harvard Negotiation Project, Roger Fisher,[23,24] diz que em qualquer negociação nós devemos usar a estratégia ACBD – *Always Consult Before Deciding* (sempre consulte antes de decidir).

As pessoas mudam quando:

1. Querem mudar e quando a mudança é importante para elas;
2. Sabem como;
3. Acreditam que podem.

Para ajudar nesse processo, devemos praticar escuta ativa para entender a resistência, mostrar empatia e sinalizar a resistência.

Apoiar autoeficácia

Autoeficácia é a crença na capacidade de iniciar e sustentar um comportamento desejado. Trabalhar isso no processo de *coaching* é fundamental para que o cliente desenvolva a capacidade de aprender a superar os desafios e criar estratégias por si só para caminhar em direção às suas metas. A autoeficácia pode ser trabalhada de várias maneiras:

1. Escalonar a confiança de 0 a 10. Isso quer dizer que, toda vez que for estipulada uma meta com o cliente, é preciso perguntar a ele qual o seu grau de confiança de que conseguirá cumprir essa meta; sendo 0 confiança muito baixa, e 10, uma confiança alta;
2. Buscar no passado experiências positivas também ajuda a trabalhar a autoeficácia, porque traz de volta exemplos e situações nas quais o cliente conseguiu seu objetivo;
2. A construção de sucessos progressivos aumenta a percepção de competência e a crença de autoeficácia; portanto, a criação de metas SMART, pequenas e contínuas, tem maior impacto na autoeficácia do que metas muito distantes do estado atual.

Preparação

Quando o indivíduo já verbaliza o desejo de mudar e começa a planejar estratégias que favoreçam a mudança, ele se encontra no estágio de preparação.

Nessa fase, é muito importante planejar bem os passos necessários para que o indivíduo atinja seu objetivo de saúde, alimentação saudável e bem-estar. Uma maneira eficiente de realizar esse planejamento é utilizando as metas SMART.

As metas SMART tornam o acompanhamento mais fácil de ser medido, assim como o cumprimento de tudo o que nos propomos.

Metas SMART são metas específicas, mensuráveis, atingíveis, relevantes e temporizáveis. No sentido de se obter metas específicas, vale perguntar ao cliente quem vai realizar ou ajudá-lo a realizar a meta, o que será realizado (ou seja, qual a descrição detalhada dessa meta), e onde e como ela será realizada. Para que a meta seja mensurável, é necessário perguntar como o cliente medirá se cumpriu 100% da meta, ou 50%, ou outro valor. Para saber se a meta é atingível, o ideal é tentar identificar se o cliente tem condições de realizar essa meta dentro do prazo proposto. Para saber se a meta é relevante, o *coach* deve estimular o cliente a estabelecer a relação de cada meta ao seu objetivo final, ou seja, perguntar de que modo essa meta vai contribuir para uma melhora na qualidade de vida ou para outro objetivo que o cliente relacionar. Por fim, a meta tem que ser cumprida em um determinado período de tempo, e isso deve estar especificado quando se realiza o planejamento das metas.[25,26]

Nesse momento, é importante classificar a confiança do cliente em uma escala de 0 a 10. Depois que ele der uma nota, sempre perguntamos por que não um valor menor; por exemplo, se o cliente diz que a confiança dele é 8, perguntamos: "Por que não 6?". O objetivo é que ele traga os aspectos positivos e as forças que o motivam a alcançar esse objetivo. Se, ao invés, perguntarmos "Por que não 10?", ele trará todos os seus obstáculos e dificuldades; porém, nesse momento queremos motivá-lo, e queremos que ele saia positivo da sessão.

Ação

Se o indivíduo já começou a colocar em prática as estratégias e a realizar mudanças comportamentais, está na fase de ação (**Figura 10.1**).

É muito importante identificar e ressaltar esses benefícios, acompanhar o cumprimento das metas anteriormente estabelecidas, planejar novas metas, bem como prevenir as recaídas, por meio de metas possíveis de serem atingidas e mantidas, e também da gestão do ambiente e da rede de apoio.

Manutenção

Se o indivíduo já realizou a mudança e lida melhor com as situações tentadoras, sente-se capaz de ter uma alimentação e estilo de vida mais saudável, está na fase de manutenção.

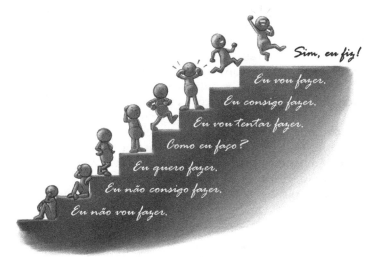

Figura 10.1. *Fases da mudança.*[22]

Nessa fase, é importante continuar enfatizando os benefícios obtidos com a mudança, prevenir recaídas, gerir o ambiente e a rede de apoio, mas também é importante estimular que o indivíduo se torne um modelo de conduta para os outros. Tornar-se um exemplo para os próximos, reforça a conquista desses hábitos saudáveis e facilita a manutenção deles.

Observação

Essas fases não acontecem de forma linear, uma após a outra. O caminho ideal para a mudança seria em linha reta, mas é normal que aconteçam altos e baixos, períodos de maior motivação e outros com menor motivação. O importante é não desistir e investir no seu bem-estar e em sua qualidade de vida.[18,19]

IMPACTO DO USO DAS TÉCNICAS DE *COACHING*

O profissional de saúde treinado em abordagens comportamentais e em competências de *coaching* tem mais recursos para gerenciar seu próprio autocuidado. Essa é uma preocupação crescente na área, tendo em vista que alguns estudos indicam que um em cada três médicos apresentam sintomas da síndrome de *burnout*.[27] Essa síndrome é caracterizada pela perda de entusiasmo pelo trabalho (exaustão emocional), pelo tratamento de pessoas como se fossem objetos (despersonalização) e uma percepção de que o trabalho não é mais significativo (baixa realização profissional). As consequências da despersonalização são o distanciamento médico-paciente, não possibilitando um atendimento humanizado e centrado nas necessidades do paciente. A formação que prepara os diversos profissionais da área de saúde para trabalhar a partir da escuta ativa, presença e não julgamento, é um recurso importante na agenda da humanização do sistema e, como consequência, tem impacto importante nos desfechos clínicos.

O processo de *coaching* também provou reduzir os custos nos cuidados de saúde. Um estudo que aplicou técnicas de *coaching* de saúde e bem-estar em 512 indivíduos com doença cardiovascular (DCV), combinado com 512 indivíduos-controle, encontrou uma redução de US$ 19.419 por pessoa naqueles que receberam quatro ou mais sessões no intervalo de seis meses.[28] Essas técnicas também podem ser aplicadas por meio de telefone ou atendimento *online*. Pearson e cols.,[29] em uma intervenção telefônica de 12 semanas, avaliaram e compararam a eficácia de duas abordagens diferentes para a perda de peso e prevenção de diabetes tipo 2 em estudantes universitários obesos: um grupo de *coaching* (12 semanas em sessões individuais, usando técnicas de entrevista motivacional, perguntas abertas, reais motivações intrínsecas para mudança e metas pessoais) *versus* uma abordagem de modificação comportamental para perda de peso (programa LEARN – um programa que torna a perda de peso uma meta explícita e se concentra mais nos níveis de ingestão de alimentos, com base em prescrições externas e restrição calórica), que também recebia sessões semanais, mas sem o uso de técnicas de *coaching*. Ao final da intervenção, apesar de o segundo grupo ter maior perda de peso, o primeiro diminuiu mais a ingestão calórica do que o grupo LEARN, apresentando melhores hábitos alimentares.

A estratégia de *coaching* de bem-estar e saúde fornece técnicas e ferramentas ao profissional de saúde destinadas a capacitar um paciente (cliente) a fazer mudanças no estilo de vida saudável, trazendo um novo potencial para o sucesso do gerenciamento de peso. O processo de *coaching* apoia o desenvolvimento de um relacionamento de ajuda, incentivando o paciente a identificar sua visão, necessidades e objetivos. Além disso, o *coaching* visa ajudar na organização de rotinas e prioridades, enquanto coloca o paciente no controle de seu destino de saúde.

COMUNICAÇÃO

A comunicação entre profissional de saúde e paciente é um pilar fundamental na adesão ao tratamento e na melhora de saúde e qualidade de vida dos pacientes. Médicos e equipes multidisciplinares treinados em competências de relacionamento e comunicação utilizadas no *coaching* em saúde e bem-estar, como escuta, não julgamento, presença, empatia e compaixão, têm impacto importante na gestão de sua própria saúde emocional e na relação com o paciente. Em 1/4 das vezes, os médicos interrompem seus pacientes antes de terminarem de falar.[30] Essa interrupção interfere negativamente no estabelecimento de vínculo e sensação de acolhimento por parte do paciente.

Uma maneira de estabelecer vínculo e criar *rapport* é usando comunicação não violenta. Definida por Marshall Rosenberg ,[31] é uma forma de comunicação eficaz e empática e, para isso, é necessário fazer:

- Distinção entre observações e juízos de valor: saber observar as atitudes e comportamentos sem julgamentos;
- Distinção entre sentimentos e opiniões: o fato de ter duas pessoas com opiniões diferentes, não quer dizer que elas não gostam uma da outra;
- Distinção entre intenção e impacto: muitas vezes, nos ofendemos com a fala de alguém, o que não quer dizer que a intenção daquela pessoa foi nos ofender. Existe uma diferença entre a intenção das pessoas e o impacto que aquilo tem em nós;
- Distinção entre pedidos e exigências/ameaças.

Para melhorar a comunicação, pode-se utilizar a interação básica da entrevista motivacional pela técnica OARS (*Open-ended questions, Affirmations, Reflective listening and Summarizations*). Usando perguntas abertas, afirmações, reflexões e resumindo a sessão.

CONSIDERAÇÃO FINAIS

Mudanças de comportamento relacionadas à saúde têm enorme potencial em reduzir a mortalidade, morbidade e os custos dos cuidados de saúde, o que fornece ampla motivação para o conceito de medicina de estilo de vida, ou seja, a prática baseada em evidências de ajudar os indivíduos e as famílias a adotar e manter comportamentos que podem melhorar a saúde e qualidade de vida. Em uma intervenção com 14.591 pacientes de uma seguradora de saúde, foi analisado o impacto da intervenção de *coaching* em cinco áreas do estilo de vida (estresse, tabaco, atividade física, nutrição e peso), e os resultados encontrados foram: 77% reportaram redução do estresse, 7% pararam de fumar, 50,5% alcançaram as diretrizes de atividade física (150 min), 65,2% melhoraram a alimentação, 44,2% reduziram 5% ou mais do peso inicial.[32]

Porém, para isso, é preciso ajudar o cliente a encontrar sua verdadeira motivação, sem julgamento e com mais empatia, de modo que as metas sejam determinadas pelo próprio cliente, encorajar autodescobertas e incorporar mecanismos para responsabilizá-lo por suas atitudes, colocando o cliente no controle da sua saúde.

COMENTÁRIOS DO AUTOR
Acessando o conteúdo deste QR code você ouvirá orientações do autor sobre este capítulo.

Referências bibliográficas

1. Ng M, Flemingbs T, Robinson M, et al. Global, regional, and national prevalence of overweight and obesity in children and adults during 1980-2013: a systematic analysis for the Global Burden of Disease Study 2013. The Lancet. 2014; 384(9945):766-81.
2. WHO – World Health Organization. Noncommunicable Diseases (NCD) Country Profiles. Geneva: WHO, 2018c.
3. Mokdad AH, Marks JS, Stroup DF, et al. Actual causes of death in the United States, 2000. JAMA. 2004; 291(10):1238-45.
4. Natacci LC. The Three Factor Eating Questionnaire-R21 (TFEQ-R21): tradução, aplicabilidade, comparação e um questionário semiquantitativo de freqüência de consumo alimentar e a parâmetros antropométricos [dissertação de doutorado]. Universidade de São Paulo; 2009.
5. Stunkard AJ. Current views on obesity. Am J Med. 1996; 100(2):230-6.
6. Stunkard AJ, LaFleur WR, Wadden TA. Stigmatization of obesity in medieval times: Asia and Europe. Int J Obes Relat Metab Disord. 1998; 22(12):1141-4.
7. Stunkard AJ, McLaren-Hume M. The results of treatment for obesity: a review of the literature and report of a series. AMA Arch Intern Med. 1959; 103(1):79-85.
8. Lowe MR. Putting restrained un unrestrained nondieters on short-term diets: effects on eating. Addict Behav. 1994; 19(4):349-56.
9. Lowe MR, Timko CA. What a difference a diet makes: towards an understanding of differences between restrained and unrestrained nondieters. Eat Behav. 2004; 5(3):199-208.
10. Apfeldorfer G, Zermati JP. Cognitive restraint in obesity, history of ideas, clinical description. Presse Med. 2001; 30(32):1575-80.

11. Sumithran P, Proietto J. The defence of body weight: a physiological basis for weight regain after weight loss. Clin Sci (Lond). 2013; 124(4):231-41.

12. Wing RR, Hill JO. Successful weight loss maintenance. Annu Rev Nutr. 2001; 21:323-41.

13. Polivy J, Herman CP. An evolutionary perspective on dieting. Appetite. 2006; 47(1):30-5.

14. Fields AE, Austin SB, Taylor CB, Malspeis S, Rosner B, Rockett HR, et al. Relation between dieting and weight change among preadolescents and adolescents. Pediatrics. 2003; 112:900-6.

15. Mann T, Tomiyama AJ, Westling E, Lew AM, Samuels B, Chatman J. Medicare's search for effective obesity treatments: diets are not the answer. Am Psychol. 2007; 62:220-33.

16. Dombrowski SU, Knittle K, Avenell A, Araújo-Soares V, Sniehotta FF. Long term maintenance of weight loss with non-surgical interventions in obese adults: systematic review and meta-analyses of randomised controlled trials. BMJ. 2014; 348:g2646.

17. Dayan PH, Sforzo GA, Boisseau N, Pereira-Lancha LO, Lancha Jr AH. A new clinical perspective: treating obesity with nutritional coaching v. energy-restricted diets. Nutrition. 2019; 60:147-51.

18. Prochaska JO, Velicer WF. The transtheoretical model of health behavior change. Am J Health Promot. 1997; 12(1):38-48.

19. Prochaska JO, Evers KE, Castle PH, Johnson JL, Prochaska JM, Rula EY, et al. Enhancing multiple domains of well-being by decreasing multiple health risk behaviors: a randomized clinical trial. Popul Health Manag. 2012; 15(5):276-86.

20. Dambha-Miller H, Feldman AL, Kinmonth AL, Griffin SJ. Association Between Primary Care Practitioner Empathy and Risk of Cardiovascular Events and All-Cause Mortality Among Patients With Type 2 Diabetes: A Population-Based Prospective Cohort Study. Ann Fam Med. 2019; 17:311-8. doi: 10.1370/afm.2421.

21. Botelho R. Motivational Practice Guidebook. 2 ed. MHH Publications; 2004.

22. Pereira-Lancha LO, Lancha Jr AH. Manual de *coaching* de bem-estar e saúde. São Paulo: Manole. 2017; p. 130.

23. Fisher R, Shapiro D. Além da razão – a força da emoção na solução de conflitos. Rio de Janeiro: Imago; 2009.

24. Fisher R, Ury W, et al. Como chegar ao sim: como negociar acordos sem fazer concessões. 3 ed. Solomon; 2014.

25. Bovend'Eerdt TJ, Botell RE, Wade DT. Writing SMART rehabilitation goals and achieving goal attainment scaling: A practical guide. Clin Rehabil. 2009; 23:352-61.

26. Bowman J, Mogensen L, Marsland E, Lannin N. The development, content validity and inter-rater reliability of the SMART-Goal Evaluation Method: A standardised method for evaluating clinical goals. Aust Occup Ther J. 2015; 62(6):420-7.

27. Shanafelt TD. Enhancing Meaning in Work – A prescription for preventing physician burnout and promoting patient-centered care. JAMA. 2009; 302(12):1338-40.

28. Byrnes J, Elliott T, Vale MJ, et al. Coaching patients saves lives and money. Am J Med. 2018; 131(4):415-21.

29. Pearson ES, et al. The CHANGE Program: Comparing an interactive vs. prescriptive approach to self-management among university students with obesity. Can J Diabetes. 2013; 37(1):4-11.

30. Rhoades DR, et al. Speaking and interruptions during primary care office visits. Fam Med. 2001; 33(7):528-32.

31. Rosenberg MB. Comunicação não-violenta – técnicas para aprimorar relacionamentos pessoais e profissionais. Ágora; 2006.

32. Budzowski AR, Parkinson MD, Silfee VJ. An evaluation of lifestyle health coaching programs using trained health coaches and evidence-based curricula at 6 months over 6 years. Am J Health Promot. 2019; 33(6):912-5. doi: 10.1177/0890117118824252.

33. Magalhães T, Neves L, Poínhos R. A metodologia de *coaching* aplicada às ciências da nutrição: usos, potencialidades e controvérsias em Portugal. Acta Port Nutr. 2018; 12:26-31.

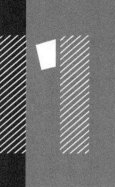

COMO UMA VIDA MAIS ATIVA PODE INFLUENCIAR O EMAGRECIMENTO

Victor Keihan Rodrigues Matsudo

INTRODUÇÃO

Do ponto de vista biológico, a obesidade seria a consequência do consumo calórico excessivo e do gasto energético reduzido, com determinantes genéticos, metabólicos e ambientais.[1,2] Estudos epidemiológicos e macrossociológicos vincularam o sobrepeso e a obesidade a fatores ambientais, de estilo de vida e socioculturais,[3] e à privação material e desigualdades sociais.[4-7]

No entanto, a maioria das intervenções propostas para lidar com o aumento de sobrepeso e obesidade entre adultos e crianças se concentrou em um nível individual, defendendo uma combinação de educação em saúde, melhor dieta e exercício, e intervenções específicas para prevenir e combater o sobrepeso e a obesidade existentes.[1,8] Um estudo recente do Reino Unido descobriu que 17% das pessoas pesquisadas haviam frequentado clubes de emagrecimento como o Slimming World e o Weight Watchers,[9] organizações que reforçam a responsabilidade individual pela perda de peso dentro de um regime de vigilância e recompensas. No entanto, esses esforços para perda de peso com base em regimes alimentares podem ter apenas efeitos de curto prazo, com muitas pessoas permanecendo entre perder e ganhar peso.[10,11]

Os riscos da obesidade

Muitos são os riscos atribuídos à obesidade, como diabetes tipos 1 e 2, hipotireoidismo, flebites e tromboflebites, cardiomegalia, insuficiência cardíaca, hipertensão, isquemia cardíaca, arritmias cardíacas, celulites e abscessos, úlceras nas pernas e pés, e até gangrena. No entanto, é bom lembrar que a maior parte dessas comorbidades também pode ser atribuída à inatividade física.

COMO UMA VIDA MAIS ATIVA PODE INFLUENCIAR O EMAGRECIMENTO

Muitas pessoas tendem a ter uma visão fatalista de sua condição clínica e atribuem, por exemplo, a obesidade a um desejo divino ou à característica da família: "a genética explica"!

Será que a genética da nossa espécie teria mudado tanto no sentido de aumentar a quantidade de pessoas obesas? A evidência científica não apoia essa ideia, pois a diferença entre o genótipo da população atual e a população da Idade da Pedra, 10 mil anos atrás, é de apenas 0,003%.[12]

Assim, embora a genética possa ter um papel na explicação da obesidade, a atuação do ambiente é tão ou mais importante nesse quadro.

Sabendo que os hominídeos estão nesse planeta já há quatro milhões de anos, se colocássemos esses milhões de anos em uma pista de atletismo, a distância que equivaleria ao último século, período quando nos sedentarizamos, não passaria de míseros dez milímetros. Ou seja, é óbvio que uma espécie que tinha um padrão de mobilidade diária por "399,9 metros", sentiria o impacto de abruptamente mudar esse comportamento no último "0,01 metro".

Em mais de 85% da população, nossa composição genética é codificada para ser fisicamente ativa. Essa característica era particularmente importante até a Era Pré-Industrial, já que possibilitava procurar e até caçar alimentos como forma de garantir a sobrevivência, o que implicava um gasto calórico médio de 1.000 kcal por dia. Naquela época, a ingestão calórica diária ficava em torno de 3.000 kcal, o que resultava em uma eficiência de subsistência de 3:1. No entanto, nos dias atuais, embora a maioria das pessoas tente comer menos, reduzindo a ingestão para cerca de 2.100 kcal por dia, o gasto energético baixou mais ainda, para 300 kcal por dia, fazendo com que a eficiência de subsistência mudasse para 7:1 (**Figura 11.1**).

A nossa hipótese é que essa diminuição do nível de atividade física se fez mais em função da redução da atividade física (AF) moderada que a vigorosa, ainda que estudos mais recentes estejam demonstrando o papel da redução da AF leve ou espontânea como um dos fatores do aumento da obesidade, uma vez que ela é a que mais realizamos no dia a dia (**Figura 11.2**).

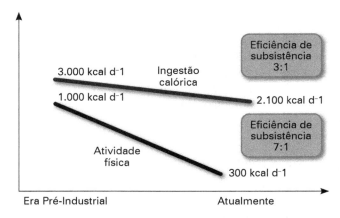

Figura 11.1. *Relação de subsistência entre ingestão calórica e atividade física na Era Pré-Industrial e atual. (Fonte: CELAFISCS – Programa Agita São Paulo.)*

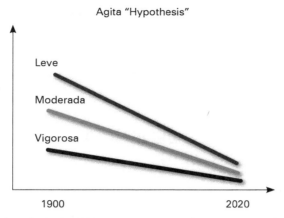

Figura 11.2. *Redução dos níveis de AF leve, moderada e vigorosa como hipótese para explicar em parte o aumento da obesidade. (Fonte: CELAFISCS – Programa Agita São Paulo.)*

Evidências científicas mostraram claramente que homens e mulheres fisicamente ativos reduzem o risco relativo de morte. Sugere-se que o aumento no gasto energético com AF de mais ou menos 1.000 kcal por semana esteja associado a uma redução na mortalidade em torno de 20%. Por outro lado, mulheres fisicamente inativas (menos de uma hora de exercício por semana) têm 52% mais risco de morte por todas as causas, duplo risco de mortalidade por doenças cardiovasculares e 29% de aumento de mortalidade por câncer, quando comparadas com mulheres fisicamente ativas.[13]

A TERCEIRA ONDA NA RECOMENDAÇÃO DE ATIVIDADE FÍSICA: A IMPORTÂNCIA DA ATIVIDADE FÍSICA ESPONTÂNEA

Alvin Toffler,[14] em sua obra "A Terceira Onda", já descreveu a primeira onda como a Era da Agricultura, em que o poder estava no trabalho manual. A segunda onda correspondia à Era da Indústria, em que o poder estava nas máquinas, na maior produção no menor tempo. A terceira onda corresponderia à Era do Conhecimento, na qual o poder estaria no domínio da informação, do conhecimento.

Do mesmo modo, poderíamos fazer uma analogia com as recomendações de atividade física, em que a primeira onda corresponderia à prescrição tradicional de "pelo menos trinta minutos de atividade física por dia". A segunda onda corresponderia à luta contra o comportamento sedentário: "fique 5 minutos em pé para cada 30 sentados; ou 10 minutos em pé para cada 60 sentados". A terceira onda corresponderia à nova evidência da importância da atividade física espontânea ou de intensidade mínima, com a mensagem: "mova-se sempre que possível, porque todo passo conta".[15,16]

Atividade física espontânea, de intensidade mínima ou simplesmente atividade leve é como podemos traduzir NEAT (termogênese de atividade não exercício), ou NEPA (atividade física não exercício). Caracteriza o gasto energético que temos diariamente, exceto durante o sono, alimentação e durante a realização de exercícios. O interesse por essa quantidade de gasto energético propiciou o recebimento da nomenclatura NEAT. Mais recentemente, pode ser encontrada na literatura como NEPA ou simplesmente atividade física leve. Essas atividades são caracterizadas na manutenção de nossa constante mudança postural: estar sentado em vez de ficar de pé, reclinado, de pé ou andando devagar para realizar tarefas cotidianas, como caminhadas pequenas e leves pelo escritório ou indo para o trabalho. Essas ações têm sua intensidade variando de 1,1 a 3 unidades metabólicas – MET. Podemos reforçar que as ações não estruturadas ou, em uma tradução literal, "atividades casuais" repetidas ao longo do dia teriam um grande efeito no gasto energético total e na taxa metabólica basal, apresentando-se como uma nova ferramenta na prevenção e no tratamento da obesidade.

NOVAS EVIDÊNCIAS DO BENEFÍCIO DA ATIVIDADE FÍSICA LEVE

Parece incrível que tenhamos levado tanto tempo para nos darmos conta de algo que estava tão evidente à nossa frente. Uma espécie que, por centenas de milhares de anos, usava a caminhada como forma de locomoção só podia ter desenvolvido tantas enfermidades crônicas quando ela passou a ser sedentária! A saída dessa situação problemática necessitaria apenas que voltássemos a fazer o que sempre fizemos – andar!

As recomendações de atividade física para a população são revistas a cada dez anos, aproximadamente. Em 2018, coordenada pela pesquisadora de Stanford, Abby King, a Comissão para as Novas Guias Americanas revelou um relatório que mostrou as novas evidências científicas acumuladas nos últimos dez anos. Passaremos a descrever alguns dos artigos mais relevantes.

Em primeiro estudo surpreendente,[17] foi observado em dez pessoas magras e dez obesos sedentários, nos quais a postura e os movimentos foram avaliados a cada meio segundo por dez dias, que os magros ficavam um tempo bem maior em pé ou deambulando (528 minutos/dia) que as pessoas gordas (373 minutos/dia); estas, por sua vez passavam muito mais tempo sentadas (571 minutos/dia) que as magras (407 minutos/dia). Ou seja, os obesos passavam sentados duas horas a mais por dia. Se eles adotassem o comportamento do grupo magro (ficando em pé e deambulando), poderiam ter um gasto extra de 350 kcal por dia.

Em outro estudo, um grupo de 21 voluntários de 18 anos de idade foi submetido a três situações: 1) passar o dia normal sem qualquer exercício; 2) realizar uma hora de exercícios em academia; e 3) não realizar exercício em academia, mas ficando boa parte do dia envolvido em atividades de mínima intensidade. Os resultados revelaram que somente o grupo envolvido em atividades físicas leves apresentou diminuição significativa dos valores de insulina plasmática e proteína C reativa.[18] Os autores ainda concluíram que uma hora diária de exercício físico não pode compensar os efeitos negativos da inatividade sobre os níveis de insulina e lipídios plasmáticos se o resto do dia é gasto sentado.

Esses achados já nos animaram a preconizar que a atividade física poderia ser realizada a qualquer momento do dia. Porém, essa proposta apenas recentemente recebeu uma maior sustentação com as novas evidências de atividade física para a saúde de americanos.[19]

Em recente análise de 4.840 adultos acima de 40 anos, acompanhados por 6,6 anos, durante os quais 700 mortes aconteceram, foi observado que a mortalidade por todas as causas foi muito similar entre aqueles que alcançavam a recomendação semanal de atividade física, quer realizassem em sessões de 30, 10 ou até 5 minutos;[20] ou seja, os benefícios da atividade física acontecem com qualquer duração do exercício.

Outro importante estudo recente envolveu 7.735 homens recrutados em 1978-1980, dos quais 3.137 foram reavaliados em 2010-2012. A medida da atividade física foi realizada de forma objetiva com o uso de acelerômetros (Actigraph – GT3x), em que < 100 *counts* correspondia ao nível sedentário, de 100-1.040 *counts* à atividade leve (LIPA) e acima de > 1.040 *counts* à atividade moderadamente vigorosa. Em primeiro lugar, os resultados revelaram que o risco de morte era o mesmo em atividades físicas leves ou moderadas em relação ao grupo sedentário, tanto em atividades com mais de 10 minutos de duração como em atividades de 1 a 9 minutos. Em segundo lugar, os dados mostraram que a adição de 30 minutos no tempo sentado ao dia implicaria um aumento de 17% na mortalidade por todas as causas; que a adição de 10 minutos de atividade física moderada ao dia implicava uma diminuição de 10% na mortalidade por todas as causas; que o aumento de 1.000 passos por dia de atividade levaria a uma diminuição de 15% da mortalidade; enquanto um incremento de 30 minutos de atividade física leve por dia levaria a um decréscimo de 17% na mortalidade por todas as causas.[21]

Com base em uma profunda revisão dos artigos publicados na última década, o Comitê de Orientação das Guias Americanas para Atividade Física de 2018 concluiu que:[19]

a) Exercícios ou episódios de atividade física moderada a vigorosa de qualquer duração podem ser incluídos no volume total acumulado diário de atividade física. Indivíduos que realizam pouca ou nenhuma atividade física moderada a vigorosa, não importa quanto tempo passem em comportamento sedentário, podem reduzir seus riscos à saúde adicionando, gradualmente, uma ou mais atividades físicas de intensidade moderada.

b) Para indivíduos que realizam pouca ou nenhuma atividade física de moderada a vigorosa, a substituição do comportamento sedentário por atividade física de intensidade leve reduz o risco de mortalidade por todas as causas, a incidência e mortalidade por doenças cardiovasculares e a incidência de diabetes tipo 2.

c) Indivíduos que realizam pouca ou nenhuma atividade física moderada a vigorosa, não importa quanto tempo passem em comportamento sedentário, podem reduzir seus riscos à saúde adicionando, gradualmente, uma ou mais atividades físicas de intensidade moderada.

d) Para indivíduos cujo nível de atividade física moderada a vigorosa esteja abaixo da faixa atual de 150 a 300 minutos de atividade física de intensidade moderada, até mesmo pequenos aumentos na atividade física de intensidade moderada proporcionam benefícios à saúde. Não há um limite mínimo que deva ser excedido antes que os benefícios comecem a ocorrer.

e) Para os indivíduos cuja atividade física esteja abaixo da meta atual de saúde pública, maiores benefícios podem ser alcançados pela redução do comportamento sedentário, aumento da atividade física de intensidade moderada ou combinações de ambos.

f) Para indivíduos que não alcançam a recomendação, reduções substanciais de risco serão possíveis com aumentos relativamente pequenos na atividade física de intensidade moderada.

g) Indivíduos que já estão dentro da faixa-alvo da atividade física podem obter mais benefícios realizando atividades físicas moderadas a vigorosas.

As novas guias de atividade física para americanos foram publicadas em novembro de 2018, no JAMA,[22] e outras recomendações compõem a lista de sugestões, como:

a) Àqueles que gostam de fazer atividade física vigorosa, a recomendação é de pelo menos 75 minutos por semana.

b) Exercícios de força são recomendados para grandes grupos musculares pelo menos 2-3 vezes por semana.

c) Exercícios de flexibilidade e de equilíbrio também devem compor a recomendação total, sendo estes últimos ainda mais importantes entre os idosos.

d) Pela primeira vez, o guia enfoca o grupo de pré-escolares (3-5 anos de idade), cuja recomendação é que se mantenham ativos ao longo do dia; sendo que os adultos devem incentivar que brinquem ativamente, participando em diversos tipos de jogos.

e) Para crianças e jovens de 7 a 17 anos de idade, a sugestão é que realizem pelo menos 60 minutos diários de atividade física moderadamente vigorosa.

f) Para o fortalecimento ósseo, é sugerido atividades como realizar pequenos saltos.

g) Para obesos, é recomendado pelo menos 60 minutos de atividade moderadamente vigorosa por dia.

h) Mulheres grávidas devem também alcançar os 150 minutos de atividade física que devem ser distribuídos ao longo da semana.

Em síntese, as novas guias enfatizam a recomendação de nos movermos mais, sentarmos menos e lembrarmos que "todo passo conta"![16] Aliás, esse é o mote da nova campanha do programa Agita São Paulo. Em julho de 2019, a grande pesquisadora de Harvard, I Min-Lee, declarou: "Caminhar mais, mesmo em número modesto, está associado com menor risco de morte", acrescentando que "Todo passo conta, não somente aqueles durante o exercício".[23]

Uma revisão sistemática e meta-análise harmonizada foi recentemente publicada no British Journal of Medicine.[24] Nela, após a passagem por critérios rígidos de exclusão a partir de 518 artigos, 8 artigos foram analisados, envolvendo 36.383 pessoas, sendo 72,8% mulheres, com idade média de 62,6 anos. Os indivíduos analisados foram acompanhados por 5,8 anos, ocorrendo 2.149 mortes nesse período.

Qualquer atividade física, independentemente do nível de intensidade, foi associada com menor risco de morte, com *hazard ratios* de 1,0 para o quartil menos ativo; 0,48 para o segundo; 0,34 para o terceiro; 0,27 para o quartil mais ativo.

Mais surpreendente ainda foram os resultados para atividade física leve: *hazard ratio* de 1,00, 0,60, 0,44 e 0,38, respectivamente. Para atividade física moderadamente vigorosa, os resultados foram 1,00, 0,64, 0,55 e 0,52, respectivamente. Ou seja, a proteção dada pela atividade física leve foi no mínimo igual ou maior que a atividade moderadamente vigorosa.

Ainda foi observado, para os sedentários, valores de 1,00 para os menos sedentários, e 1,28, 1,71 e 2,63 para os quartis seguintes.

O CACHORRO COMO FATOR DE QUALIDADE DE VIDA

Pode-se dizer que um dos fatores que fazem o cão ser considerado o maior amigo do homem vem da singeleza de ser o único animal que abana o rabo para o seu dono, quando feliz. Porém, as qualidades desse animal para a qualidade de vida do homem são bem maiores. Diversos estudos têm demonstrado a importância da simples presença deles para a nossa saúde.

Em artigo publicado recentemente,[25] foram incluídas 1.769 pessoas, com idade de 25 a 64 anos, sendo 44,3% homens, sem antecedentes de enfermidades cardiovasculares. Desses, aproximadamente 42% possuíam algum animal de estimação; 24,3% possuíam cachorro; e 17,9% possuíam outro animal. Comparados com proprietários de outros animais de estimação ou com não donos de cachorros, os donos de cachorro apresentaram melhores padrões de atividade física e de dieta. Além disso, os donos de cachorro apresentaram melhores índices de saúde cardiovascular que os donos de outros animais de estimação, de não proprietários de animais de estimação ou de cachorros. Os autores concluíram que os donos de cachorro apresentaram melhores índices de saúde cardiovascular, como dieta e atividade física, que os não proprietários de cães.

Outra publicação muito recente[26] incluiu uma revisão sistemática seguida de meta-análise em que foram revisados artigos desde 1950 a maio de 2019, que envolveram mais de 3 milhões de participantes, com 530.525 mortes; e com *follow-up* médio de 10,1 anos. Donos de cachorros apresentaram uma redução de 24% de mortes por todas as causas quando comparados a não donos de cachorros. O mais interessante foi que donos de cachorros que tinham problemas cardíacos apresentaram uma redução de 35% no risco de morte por todas as causas. Além do mais, donos de cachorros demonstraram uma diminuição de 31% no risco de morte cardiovascular quando comparados a não donos de cachorros.

A explicação mais encontrada para esses dados fica no fato de os cachorros requerem, em geral, ao menos um passeio por dia, o que levaria o proprietário a ir somando um maior gasto energético diário. Além disso, outros dois fatores poderiam explicar esse menor risco de morte. O primeiro fator estaria ligado ao fato de a presença do animal trazer uma maior chance de relacionamento, troca de energia e estímulo ao melhor humor. O segundo, seria o fato de que a presença do cachorro exigiria o cuidado constante do proprietário, o que poderia elicitar um sentimento de responsabilidade e de relação mais íntima entre o proprietário e o cão.

Nesse sentido, em artigo recente,[27] foi realizada uma ampla revisão do impacto de ter um cachorro em diversos aspectos de saúde. Por exemplo, é conhecido que depressão,[28] viver sozinho[30,31] e isolamento social[32] estão associados com o crescimento da mortalidade depois de um evento cardiovascular agudo. A importância do apoio psicossocial no tratamento e na recuperação, em longo prazo, daqueles com enfermidade cardiovascular tem sido descrita extensivamente.[33,34]

Cachorros são capazes de reduzir o isolamento social,[35] e o proprietário de cães está associado com menor risco de depressão.[36] Tem sido demonstrado que a presença de um cachorro diminui a pressão arterial e a frequência cardíaca de resposta ao estresse em pacientes hipertensos.[37] Isso é muito importante para pessoas que vivem sozinhas, em que a propriedade de um animal de estimação substitui a ausência de companhia humana.[38]

Estudos anteriores, com donos de cachorro, sobre a sobrevivência depois de um evento cardiovascular têm sido conduzidos com amostras pequenas e tiveram resultados contraditórios. Em dois estudos [n:92[39] e n:369[40]] nos Estados Unidos, proprietários de *pets* foram associados com uma maior sobrevida de um ano. Entretanto, esses achados não puderam ser replicados na Austrália em estudo longitudinal (n:412),[41] onde a readmissão ou a morte não foi diferente entre os proprietários e não proprietários de cães.

SONO

A conta da obesidade como sendo a diferença entre a ingestão de alimentos e o gasto energético não explica a maior parte dos achados, tanto com medidas de atividade física por questionários, nos quais os erros são maiores, como por medidas objetivas com a acelerometria. Quase de modo surpreendente, nos últimos anos tem sido demonstrado o papel do sono não só como um comportamento reparador, mas também influenciando o acúmulo de gordura em adultos e, mais recentemente, também demonstrado em crianças.

O ISCOLE, estudo realizado em 12 países, com 500 crianças de cada país, completando uma amostra de 6.000 meninos e meninas de 10 a 11 anos de idade, tem publicado mais de 100 artigos analisando os efeitos do ambiente na obesidade infantil.

Em um desses estudos, a pergunta era "entre alimentação inadequada, nível de atividade física, tempo de tela e tempo de sono, qual seria o mais importante a influenciar a obesidade nessa faixa etária?". Os resultados mostraram que o sedentarismo foi o fator mais decisivo, mas o segundo, surpreendentemente, foi a falta de sono, ou seja, crianças que dormiam menos tinham maior probabilidade de desenvolver obesidade.[42]

Ainda não se sabe ao certo a explicação para essa resposta, mas entre as hipóteses temos o aumento do cortisol que se elevaria naquelas crianças que permanecem acordadas por mais tempo. Outras possíveis explicações incluem o maior consumo de alimentos processados durante esse tempo de alerta, o maior consumo de alimentos de baixa qualidade promovidos pelas TVs e mídias sociais, e até o brilho das telinhas que afetariam a qualidade do sono, impedindo que a criança alcançasse o sono REM, aquele que induz maiores benefícios para a saúde e repouso.

Outras evidências estariam ligadas à diminuição da leptina em função da restrição do sono, o que pode resultar em uma constante sensação de fome e uma diminuição generalizada do metabolismo. Um outro hormônio que foi descoberto como relacionado ao sono é a grelina. Durante o sono, os níveis de grelina diminuem porque o sono requer menos energia que no estado de alerta. No entanto, na restrição do sono a grelina não diminui, ocorrendo assim um aumento do apetite, do ganho do peso corporal, assim como maior secreção do hormônio do crescimento e do cortisol.

Porém, os danos à saúde da carência de sono não ficam restritos ao aumento de peso corporal. Por exemplo, será que o sono poderia afetar o risco de uma pessoa ter infarto do miocárdio?

Para responder essa pergunta, pesquisadores das universidades de Harvard, de Manchester e do Colorado[43] usaram dados de 461.347 voluntários de 40 a 69 anos de idade, pertencentes ao UK Biobank, que não apresentavam doenças cardiovasculares no início da pesquisa.

Após sete anos de acompanhamento, os resultados evidenciaram que indivíduos que dormiam, em média, menos de seis horas por dia tinham um risco aumentado de infarto do miocárdio em 20%. Ou seja, dormir pouco aumenta o risco. No entanto, esse risco foi aumentado para 34% nos indivíduos que dormiam mais de nove horas. Ou seja, dormir muito também implica um impacto negativo para a saúde cardiovascular. Então, deve-se ajustar o sono e reduzir as chances de obesidade e infarto.

Alternativamente, os efeitos da perda de peso sobre a qualidade do sono são algo que merece atenção. Esses efeitos foram avaliados em 15 pacientes hipersonolentos com apneia obstrutiva do sono moderadamente grave. Os pacientes diminuíram seu peso corporal de 106,2 ± 7,3 kg para 96,6 ± 5,9 kg, enquanto a frequência de apneia caiu de 55,0 ± 7,5 para 29,2 ± 7,1 episódios/h ($p < 0,01$). Os padrões de sono também melhoraram, com uma redução no estágio I de 40,2 ± 7,3% para 23,5 ± 4,8% ($p < 0,01$) e um aumento no estágio II de 37,3 ± 7,0% para 49,4 ± 4,6% ($p < 0,03$). Nos 9 pacientes com queda mais acentuada na frequência de apneia, a tendência para hipersonolência diurna diminuiu ($p < 0,05$). Nenhuma mudança significativa nos padrões de sono ocorreu em 8 pacientes do grupo-controle que não perderam peso. Concluiu-se assim, que a perda moderada de peso por si só pode aliviar a apneia do sono, melhorar a arquitetura do sono e diminuir a hipersonolência diurna.

Em síntese, diversos estudos prospectivos revelaram um aumento significativo do risco de ganho de peso, diabetes e hipertensão associados ao sono inadequado. Dado o vínculo potencial entre sono inadequado e obesidade, um próximo passo crítico é identificar os determinantes sociais, culturais e ambientais do sono, o que ajudaria a identificar populações vulneráveis. Futuras pesquisas poderiam determinar se as associações entre sono e obesidade observadas na maioria das populações ocidentais persistem em outras regiões do mundo.

TERAPIAS ALTERNATIVAS

Quando propostas ortodoxas têm impacto nulo ou bem modesto, a tendência é buscar o auxílio de terapias alternativas. Assim tem acontecido com o controle de peso ou da gordura corporal. Vamos apresentar, adiante, alguns achados com o uso da meditação, da yoga e do tai chi chuan.

Meditação e o controle de peso corporal

À primeira vista, seria difícil acreditar que a meditação pudesse ter algum papel no controle do peso corporal e na obesidade. No entanto, estudos neurofisiológicos e neuroanatômicos demonstraram que a meditação pode ter efeitos de longo prazo sobre o cérebro, o que leva a alguma plausibilidade biológica para o consequente benefício sobre o estado fisiológico basal e sobre o risco cardiovascular.[44]

Estudos dos efeitos da meditação no risco cardiovascular incluem aqueles que investigam a resposta fisiológica ao estresse, cessação do tabagismo, redução da pressão arterial, resistência à insulina e síndrome metabólica, função endotelial, isquemia miocárdica induzível e prevenção primária e secundária de doenças cardiovasculares.

No geral, os estudos de meditação sugerem um possível benefício no risco cardiovascular, embora a qualidade geral e, em alguns casos, a quantidade de dados do estudo sejam modestas.

Apesar de ser aparentemente uma técnica não tão popular, é conhecido que 14% a 24% dos cardiopatas usam, ou usaram, alguma forma de terapia mente-corpo, e 2% a 3% usam, ou usaram, alguma forma de meditação.[45-48]

É interessante observar o efeito da meditação em pacientes que tiveram câncer, pois até nessa grave enfermidade a meditação foi utilizada. A meditação apresentou[49] reduções significativas no estresse percebido ($p = 0,004$) e reduções marginais nos sintomas depressivos ($p = 0,094$) em sobreviventes de câncer, além de reduções significativas na expressão gênica pró-inflamatória ($p = 0,009$) e sinalização inflamatória ($p = 0,001$) na pós-intervenção. Melhorias nos resultados secundários incluíram redução da fadiga, distúrbios do sono e sintomas vasomotores, e aumento da paz e afetividade positiva ($p < 0,05$).

No entanto, os efeitos da intervenção nas medidas psicológicas e comportamentais não foram mantidos no seguimento de três meses, embora tenham sido observadas reduções no sofrimento relacionado ao câncer nessa avaliação.

Uma breve intervenção baseada em meditação mostrou eficácia preliminar em curto prazo na redução do estresse, sintomas comportamentais e sinalização pró-inflamatória em sobreviventes mais jovens de câncer de mama.

Agora, entrando diretamente no tema deste capítulo, as evidências científicas têm demonstrado que a meditação diminui efetivamente a compulsão alimentar e o distúrbio emocional alimentar. No entanto, a evidência de seu efeito no peso corporal é mista, ou seja, algumas intervenções foram positivas, mas outras não demonstraram o mesmo impacto.

Intervenções baseadas em meditação são tratamentos eficazes para compulsão alimentar e emocional, mas um programa padrão de redução de estresse baseado em meditação, por si só, não parece provocar mudança de peso.

Os tamanhos dos efeitos observados são comparáveis aos encontrados para tratamentos alternativos para compulsão alimentar, incluindo terapia comportamental dialética[50] e terapia interpessoal, mas superiores aos encontrados para perda comportamental de peso.[51]

O treinamento em meditação de atenção plena é um tratamento aceitável e eficaz para o comportamento de compulsão alimentar. O foco nas estratégias comportamentais pode ter sido responsável pelo efeito no peso, dada a importância conhecida dessas variáveis no controle do peso.[52]

A perda de peso foi observada quando se tratava de um resultado primário, mas não há evidências de que a perda de peso ocorra em resposta ao treinamento em meditação na ausência de um foco específico no peso.

Talvez uma combinação de estratégias comportamentais com algum treinamento em meditação possa produzir efeitos mais positivos para a perda de peso. É possível que os efeitos positivos da meditação no peso corporal sejam mais demorados.[53] Sem dúvida, considerando a relação custo-benefício, o uso de técnicas de meditação deve ser considerado em termos de políticas de saúde pública.

Yoga e perda de peso

A yoga é outra proposta que tem sido usada no controle de peso corporal e da obesidade. Por exemplo, uma amostra de 46 indivíduos de ambos os sexos foi dividida em dois grupos: um que participou de seis semanas de treinamento de yoga e outro serviu como controle. Nesse estudo, foi observada uma melhora na força de músculos respiratórios e na *endurance*, mas não houve redução significativa do peso corporal.[54]

O trabalho mais robusto que tentou examinar a relação entre yoga e peso corporal foi aquele realizado por Kristal e cols.,[29] que teve como objetivo determinar se a prática de yoga estaria associada com menor ganho de peso por 10 anos, em pessoas de 45 anos. A hipótese aventada foi que a yoga enfatiza o cuidado corporal e a disciplina física, apoiando assim a adoção de hábitos de exercícios e dieta mais saudáveis, que assim, indiretamente, influenciariam o controle do peso.

Uma amostra expressiva de 15.500 adultos, de 53 a 57 anos, foi recrutada de um estudo de coorte (Vitamin and Lifestyle – VITAL) de 2000 e 2002. Medidas incluíram no grupo: yoga, atividade física nos últimos 10 anos, dieta, altura, peso corporal ao recrutamento e nas idades de 30 e 45 anos. Todas as medidas foram baseadas em autorrelato e o último peso foi estimado retrospectivamente.

Análise de regressão múltipla foi usada para examinar associação de covariáveis ajustadas entre a prática de yoga e mudança de peso desde a idade de 45, ao recrutar, e uma regressão logística policotômica foi usada para examinar associações entre a prática de yoga e *odds* relativos de manutenção de peso (dentro de 5%) e de perda de peso (> 5%) comparadas a ganho de peso.

A prática de yoga por quatro anos ou mais mostrou estar associada com um peso menor de 1,41 kg entre pessoas com o peso normal, comparadas àquelas que ganharam peso. A prática regular de yoga foi associada com atenuação do ganho de peso, mais fortemente entre indivíduos que tinham sobrepeso. Embora uma inferência causal não fosse possível de ser estabelecida a partir desse estudo observacional, os resultados foram consistentes com a hipótese que a prática regular de yoga beneficia indivíduos que desejam manter ou perder peso.

Tai chi chuan

O tai chi chuan é uma prática oriental que tem conquistado progressivamente um enorme contingente de praticantes. Embora, em muitas publicações, seja citado um impacto no peso corporal, o desenho experimental e as amostras não permitem assegurar que o tai chi chuan diminua o peso corporal. No entanto, dois estudos nos chamaram a atenção.

Em uma pesquisa controlada e randomizada, dois grupos de 76 indivíduos saudáveis, normotensos ou em estágio I de hipertensão, foram submetidos a 12 semanas de treinamento de tai chi chuan, com três sessões semanais, que incluíam 30 minutos de aquecimento, 30 minutos de exercícios de tai chi chuan e 10 minutos de volta à calma. A intensidade dos exercícios foi de aproximadamente 64% da frequência cardíaca máxima.

Os resultados demonstraram que houve uma diminuição da pressão arterial sistólica (15,6 mmHg) e diastólica (8,8 mmHg), do colesterol total (15,2 mg/dL), do colesterol HDL (4,7 mg/dL) e do nível de ansiedade, mas não houve diferença significativa nos valores de IMC.

Um outro estudo analisou os efeitos de 12 semanas de tai chi chuan intenso (n:9) comparado com um grupo-controle (n:10) nos níveis de insulina, IGF-1, IGFBP-1, IGFBP-3 e citocinas IL-6, IL-2, e IFN-γ em sobreviventes de câncer de mama. A análise bivariada revelou correlações significativas (todas $r > 0,45$) para diminuição de massa de gordura e aumento de massa magra com aumento nos níveis de IL-6 e diminuição de IL-2.

Os autores concluíram que o tai chi chuan pode ser associado com a manutenção dos níveis de insulina e mudanças nos níveis de citocina, que podem ser importantes para a manutenção da massa magra em sobreviventes de câncer de mama.

CONCLUSÃO

As evidências científicas aqui relatadas indicam que uma vida mais ativa, caraterizada por um aumento de atividades físicas leves, com atenção a horas adequadas de sono, pode ser um forte fator de controle de peso e da obesidade. Não se retira a importância da realização de atividades físicas mais intensas para aqueles que assim o desejarem. Ter um cachorro, meditar, praticar yoga ou tai chi chuan parecem ser outros componentes benéficos de estilo de vida com controle de peso e obesidade.

COMENTÁRIOS DO AUTOR
Acessando o conteúdo deste QR code você ouvirá orientações do autor sobre este capítulo.

Referências bibliográficas

1. Department of Health. Healthy Weight, Healthy Lives. A Cross Government Strategy for England. London: Department of Health; 2008.
2. Gortmaker SL, Swinburn BA, Levy D, et al. Changing the future of obesity: science, policy, and action. Lancet. 2011; 378:838-47.
3. McGee M, Hale Jr H. Social factors and obesity among black women. Free Inquiry Creative Sociol. 1980; 8(1):83-7.
4. Devaux M, Sassi F. Social inequalities in obesity and overweight in 11 OECD countries. Eur J Public Health. 2013; 23(3):464-9.
5. Foresight Programme. Tackling Obesities: Future Choices – Project Report. London: Government Office for Science; 2007.
6. McLaren L. Socioeconomic status and obesity. Epidemiol Rev. 2007; 29(1):29-48.

7. O'Dea JA. Gender, ethnicity, culture and social class influences on childhood obesity among Australian schoolchildren: implications for treatment, prevention and community education. Health Soc Care Community. 2008; 16(3):282-90.

8. Department of Health. 2010 to 2015 Government Policy: Obesity and Healthy Eating; 2015. Disponível em: https://www.gov.uk/government/publications/2010-to-2015-government-policy-obesity-and-healthy-eating.

9. Relton C, Li J, Strong M, et al. Deprivation, clubs and drugs: results of a UK regional population-based cross-sectional study of weight management strategies. BMC Public Health. 2014; 14:444.

10. Collins JC, Bentz JE. Behavioral and psychological factors in obesity. J Lanc Gen Hosp. 2009; 4(4).

11. Lupton D. Fat. New York: Routledge; 2013.

12. Sibley CG, Ahlquist JE. The phylogeny of hominoid primates, as indicated by DNA-DNA hybridization. J Mol Evol. 1984; 20:2-15.

13. Hu FB, Willett WC, Li T, Stampfer MJ, Colditz GA, Manson JE. Adiposity as compared with physical activity in predicting mortality among women. N Engl J Med. 2004; 351(26):2694-703.

14. Toffler A. A terceira onda. São Paulo: Record; 1980.

15. Matsudo VKR, Santos M, Gonzalez DCB, Guedes JS. Exercício: quanto mais, melhor? Diagnóstico e tratamento. 2019a; 24(2):67-9.

16. Matsudo VKR, Gonzalez DCB, Guedes JS. Todo passo conta! Novas recomendações para atividade física e saúde. Diagnóstico e Tratamento. 2019b; 24(1):21-4.

17. Levine JA, Lanninghan-Foster LM, McCrady SK, Krizan AC, Olson LR, Kane PH, et al. Interindividual variation in posture allocation: possible role in human obesity. Science. 2005; 307(5709):584-6.

18. Duvivier BMFM, Schaper NC, Bremers MA, van Crombrugge G, Menheere PPCA, Kars M, et al. Minimal Intensity Physical Activity (Standing and Walking) of Longer Duration Improves Insulin Action and Plasma Lipids More than Shorter Periods of Moderate to Vigorous Exercise (Cycling) in Sedentary Subjects When Energy Expenditure Is Comparable. PLoS ONE. 2013; 8(2):e55542. doi: 10.1371/journal.pone.0055542.

19. King AC, Powell KE, Buchner D, Campbell W, DiPietro L, Erickson KI, et al. Physical Activity Guidelines Advisory Committee Scientific Report; 2018.

20. Saint-Maurice PF, Troiano RP, Matthews CE, Kraus WE. Moderate-to-vigorous physical activity and all-cause mortality: do bouts matter? J Am Heart Assoc. 2018; 7(6):1-6.

21. Jefferis BJ, Parsons TJ, Sartini C, Ash S, Lennon LT, Papacosta O, et al. Objectively measured physical activity, sedentary behaviour and all-cause mortality in older men: does volume of activity matter more than pattern of accumulation? Br J Sports Med. 2018; 0:1-8. doi: 10.1136/bjsports-2017-098733.

22. Piercy KL, Troiano RP, Ballard RM, Carlson SA, Fulton JE, Galuska DA, et al. The Physical Activity Guidelines for Americans. JAMA. 2018; 320(19):2020-8.

23. Abbasi J. For Mortality, Busting the Myth of 10,000 Steps per Day. JAMA. 2019; 322(6):492-3.

24. Ekelund U, Tarp J, Steene-Johannessen J, Hansen BH, et al. Dose-response associations between accelerometry measured physical activity and sedentary time and all cause mortality: systematic review and harmonised meta-analysis. BMJ. 2019; 366:l4570.

25. Maugeri A, Medina-Inojosa JR, Kunzova S, Barchitta M, Agodi A, Vinciguerra M, et al. Dog ownership and cardiovascular health: results from the kardiovize 2030 Project. Mayo Clin Proc Inn Qual Out. 2019; 3(3):268-75.

26. Kramer CK, Mehmood S, Suen RS, et al. Dog Ownership and Survival: A Systematic Review and Meta-Analysis. Circ Cardiovasc Qual Outcomes. 2019; 12(2):e005554. doi: 10.1161/CIRCOUTCOMES.119.005554.

27. Mubanga M, Byberg L, Egenvall A, Ingelsson E, Fall T. Dog ownership and survival after a major cardiovascular event, circulation: cardiovascular quality and outcomes. 2019; 10(10).

28. Barth J, Schumacher M, Herrmann-Lingen C. Depression as a risk factor for mortality in patients with coronary heart disease: a meta-analysis. Psychosomatic Medicine. 2004; 66(6): 802-13.

29. Kristal AR, Littman AJ, Benitez D, White E. Yoga practice is associated with attenuated weight gain in health, middle-aged men and women. Altern Ther Health Med. 2005; 11(4):28-33.

30. Schmaltz HN, Southern D, Ghali WA, Jelinski SE, Parsons GA, King KM, et al. Living alone, patient sex and mortality after acute myocardial infarction. J Gen Intern Med. 2007; 22: 572-8.

31. Bucholz EM, Rathore SS, Gosch K, Schoenfeld A, Jones PG, Buchanan DM, et al. Effect of living alone on patient outcomes after hospitalization for acute myocardial infarction. Am J Cardiol. 2011; 108:943-8.

32. Weiss-Faratci N, Lurie I, Neumark Y, Malowany M, Cohen G, Benyamini Y, et al. Perceived social support at different times after myocardial infarction and long-term mortality risk: a Prospective Cohort Study. Ann Epidemiol. 2016; 26:424-8.

33. Bunker SJ, Colquhoun DM, Esler MD, Hickie IB, Hunt D, Jelinek VM, et al. "Stress" and coronary heart disease: psychosocial risk factors. Med J Aust. 2003; 178:272-6.

34. Linden W, Stossel C, Maurice J. Psychosocial interventions for patients with coronary artery disease: a meta-analysis. Arch Intern Med. 1996; 156:745-52.

35. Knight S, Edwards V. In the company of wolves: the physical, social, and psychological benefits of dog ownership. J Aging Health. 2008; 20:437-55.

36. Cline KM. Psychological effects of dog ownership: role strain, role enhancement, and depression. J Soc Psychol. 2010; 150:117-31.

37. Allen K, Shykoff BE, Izzo JL. Pet ownership, but not ace inhibitor therapy, blunts home blood pressure responses to mental stress. Hypertension. 2001; 38:815-20.

38. Testoni I, De Cataldo L, Ronconi L, Zamperini A. Pet loss and representations of death, attachment, depression, and euthanasia. Anthrozoös. 2017; 30:135-48.

39. Friedmann E, Katcher AH, Lynch JJ, Thomas SA. Animal companions and one-year survival of patients after discharge from a coronary care unit. Public Health Rep. 1980; 95:307-12.

40. Friedmann E, Thomas SA. Pet ownership, social support, and one-year survival after acute myocardial infarction in the Cardiac Arrhythmia Suppression Trial (CAST). Am J Cardiol. 1995; 76:1213-7.

41. Parker GB, Gayed A, Owen CA, Hyett MP, Hilton TM, Heruc GA. Survival following an acute coronary syndrome: a pet theory put to the test. Acta Psychiatr Scand. 2010; 121:65-70.

42. Katzmarzyk PT, Barreira TV, Broyles ST, Champagne CM, Chaput JP, Fogelholm M, et al. Relationship between lifestyle behaviors and obesity in children ages 9-11: Results from a 12-country study. Obesity (Silver Spring). 2015 ago; 23(8):1696-702.

43. Daghlas I, Dashti H, Lane J, Aragam KG, Rutter MK, Saxena R, et al. Sleep duration and myocardial infarction. J Am Coll Cardiol. 2019; 74(10):1304-14.

44. Levine GN, Lange RA, Bairey-Merz N, Davidson RJ, Janerson K, Mehta PK, et al. Meditation and Cardiovascular Risk Reduction A Scientific Statement from the American Heart Association. J Am Heart Assoc. 2017 set; 6(10):e002218. doi: 10.1161/JAHA.117.002218.

45. Prasad K, Sharma V, Lackore K, Jenkins SM, Prasad A, Sood A. Use of complementary therapies in cardiovascular disease. Am J Cardiol. 2013; 111:339-45.

46. Saydah SH, Eberhardt MS. Use of complementary and alternative medicine among adults with chronic diseases: United States 2002. J Altern Complement Med. 2006; 12:805-12.

47. Leung YW, Tamim H, Stewart DE, Arthur HM, Grace SL. The prevalence and correlates of mind-body therapy practices in patients with acute coronary syndrome. Complement Ther Med. 2008; 16:254-61.

48. Yeh GY, Davis RB, Phillips RS. Use of complementary therapies in patients with cardiovascular disease. Am J Cardiol. 2006; 98:673-80.

49. Bower JE, Crosswell AD, Stanton AL, Crespi CM, Winston D, Arevalo JJ, et al. Mindfulness meditation for younger breast cancer survivors: A randomized controlled trial. Cancer. 2015; 121(8):1231-40.

50. Telch CF, Agras WS, Linehan MM. Dialectical behavior therapy for binge eating disorder. J Consulting Clin Psychol. 2001; 69:1061-5. doi: 10.1037//0022.006X.69.6.1061.

51. Wilson GT, Wilfley DE, Agras WS, Bryson SW. Psychological treatments of binge eating disorder. Arch General Psychiatr. 2010; 67:94-101. doi: 10.1001/archgenpsychiatry.2009.170

52. Wing RR, Hill JO. Successful weight loss maintenance. Ann Rev Nutr. 2001; 21:23-41.

53. Katterman SN, Kleinman BM, Hood MM, Nackers LM, Corsica JA. Mindfulness meditation as an intervention for binge eating, emotional eating, and weight loss: A systematic review. Eating Behaviors. 2014; 15:197-204.

54. Madanmohan, Mahadevan SK, Balakrishnan S, Gopalakrishnan M, Prakash ES. Effect of six weeks yoga training on weight loss following step test, respiratory pressures, handgrip strength and handgrip endurance in young healthy subjects. Indian J Physiol Pharmacol. 2008; 52(2):164-70.

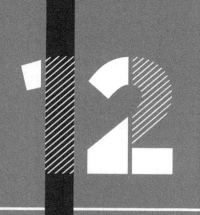

SONO E EMAGRECIMENTO

Marco Túlio de Mello
Cibele Crispim
Andressa da Silva de Mello
Maria Carliana Mota

O SONO DOS SERES HUMANOS: FUNÇÃO, ESTÁGIOS E RECOMENDAÇÕES

O sono é definido como um estado funcional, reversível e cíclico, com algumas manifestações comportamentais características, como uma imobilidade relativa e o aumento do limiar de resposta aos estímulos externos.[1] Várias funções são atualmente atribuídas ao sono, entre elas a de recuperação do organismo devido ao débito energético estabelecido durante a vigília, a restauração do desempenho físico, a consolidação da memória, atuação em mecanismos de defesa do hospedeiro e de termorregulação, e uma possível função linfática que remove subprodutos tóxicos da atividade de vigília.[2]

O sono é dividido em dois estados principais: o sono REM (*rapid eye movement*), e o não REM. Esses estágios se alternam continuamente durante o período de sono a partir de ciclos com duração média de 90 minutos e que se repetem de quatro a cinco vezes.[3] Em geral, o sono NREM concentra-se na primeira parte da noite, enquanto o sono REM predomina na segunda parte.

O sono REM é caracterizado por um padrão de eletroencefalograma semelhante ao da vigília, o que faz com que alguns cientistas prefiram os termos "sono ativo" ou "sono paradoxal" quando se referem a esse estado comportamental.[4-6] No sono REM também ocorrem os movimentos oculares rápidos – característicos desse estágio –, além da atonia muscular esquelética.[7] Já o sono NREM é dividido em quatro estágios, numerados de I a IV. No adulto, o sono NREM se inicia no estágio I (5% do tempo total em sono), seguido do II (45%), III e IV (25%).[8] Para efeito de marcação dos estágios, os de número III e IV são agrupados sob a denominação sono delta, devido ao tipo de onda que produzem pelo eletroencefalograma.[7]

Do ponto de vista funcional, o sono NREM é considerado restaurador das funções orgânicas, por estar associado à restituição da estrutura proteica neuronal e ao aumento da secreção do hormônio de crescimento.[8] Já o sono REM está associado à ocorrência de sonhos e consolidação cognitiva e da memória.[9] Ocupa de uma a duas horas do total de sono no adulto, o que corresponde a 20% a 25% do tempo de sono.[8] Atualmente, é recomendado que um adulto (> 18 e < 65 anos) durma, em média, de 7 a 9 horas de sono em um período de 24 horas,[10] com despertares noturnos que representam até 5% do tempo total na cama.[8] Importante destacar ainda que o tempo de sono recomendado para crianças entre 3 e 5 anos é de 10 a 13 horas, entre 6 e 13 anos de 9 a 11 horas, adolescentes (14-17 anos) entre 8 e 10 horas, e idosos (≥ 65 anos) entre 7 e 8 horas.[10]

RELAÇÃO ENTRE SONO, SOBREPESO E OBESIDADE

Inquéritos epidemiológicos realizados nas últimas décadas apontam uma importante redução do tempo total de sono em diferentes partes do mundo, incluindo países desenvolvidos como os Estados Unidos[11,12] e União Europeia,[13] além de países em desenvolvimento como o Brasil.[14,15] Sabe-se que esse encurtamento do tempo de dormir tornou-se um hábito comum na atualidade, devido às exigências profissionais e acadêmicas, além do uso de dispositivos tecnológicos da sociedade moderna.[16]

Simultaneamente a esse cenário, tem-se observado um aumento expressivo da prevalência de obesidade em todo o mundo,[17] sugerindo uma relação entre o sono e controle do peso corporal.[18] Nesse sentido, uma série de estudos transversais e prospectivos identificaram correlações negativas entre a duração do sono e o índice de massa corporal (IMC),[18,19] sugerindo que a diminuição do tempo de sono poderia induzir a obesidade.[20,21] Tais associações foram estabelecidas em estudos na Espanha,[22] França,[23] Japão[24] e Estados Unidos,[25] e em diferentes estágios de vida: na infância,[26,27] adolescência[28] e vida adulta.[18,19]

Corroborando esses achados, diversas meta-análises reforçam que indivíduos com menor tempo de sono apresentam maior risco para o desenvolvimento da obesidade quando comparados àqueles que mantêm um tempo adequado de sono.[18,19,26,27] Em crianças, um total de 12 estudos identificou que a curta duração do sono esteve significativamente associada à obesidade (risco relativo [RR] = 1,45; intervalo de confiança [IC] 95% = 1,14-1,85).[26] Nesse mesmo sentido, outra meta-análise envolvendo estudos com populações infantis revelou que cada incremento de uma hora por dia na duração do sono foi associado à redução do risco de sobrepeso ou obesidade em 21% (razão de chance [RC] = 0,79; IC 95% = 0,70-0,89), e uma diminuição no IMC na ordem 0,05 kg/m^2 (β = -0,05; IC 95% = -0,09, -0,01).[27]

Esses resultados são semelhantes em indivíduos adultos. Uma meta-análise sobre o tema reuniu 11 artigos e envolveu 197.906 participantes que, habitualmente, apresentam curta duração do sono (≤ 7 horas) e 164.016 participantes com longa duração do sono (> 7 horas). Comparada à duração normal do sono, a razão de chance para a obesidade foi de 1,25 (IC 95% = 1,14-1,38) em indivíduos com curta duração de sono. Não foi encontrada nenhuma associação significativa entre a longa duração do sono e o risco de obesidade (> 8 horas) (RC = 1,06; IC 95% = 0,98-1,15).[18] Em idosos, uma revisão recente indicou que tanto a menor quanto a maior duração do sono foram associadas ao risco de obesidade,[19] corroborando a relação entre o tempo de sono e o IMC em forma de U, também encontrada em outras populações.[29]

Outros parâmetros antropométricos também foram associados à privação do sono. Uma meta-análise contendo 21 artigos envolvendo 56.259 participantes demonstrou uma relação negativa significativa entre a duração do sono e a circunferência da cintura (r = -0,10; p < 0,0001).[30] Nessa mesma linha, outros estudos também revelaram associações negativas do tempo de sono com o acúmulo de gordura visceral[31] e massa de gordura total em adultos.[32]

Recentes evidências sinalizam que outros aspectos relacionados ao padrão de sono também estão relacionados ao excesso de peso, tais como os distúrbios do sono e a dessincronização circadiana. A presença de distúrbios do sono – como insônia, ronco e apneia obstrutiva do sono – está relacionada ao desenvolvimento de obesidade em adultos,[33] adolescentes e crianças.[34] O débito de sono, definido como a diferença entre o total de horas de sono nos fins de semana (ou dias de folga) e os dias da semana (ou de trabalho), também tem sido associado a obesidade.[35] Além disso, o *jetlag* social, que reflete a dessincronização circadiana do indivíduo e é medido pela diferença entre os horários e o total de horas de sono nos fins de semana e os dias da semana, também tem sido associado à obesidade[36,37] e às doenças metabólicas.[38,39] Nesse sentido, o déficit de sono produzido durante os dias de semana pode ser nocivo para o controle do peso corporal.[40] Contudo, um estudo envolvendo uma coorte (n = 43.880) acompanhada durante 13 anos revelou que a taxa de mortalidade é menor entre aqueles com uma curta duração do sono durante os dias úteis e longa duração nos dias livres, quando comparada à taxa daqueles que não fazem a "compensação" do déficit de sono.[41]

RELAÇÃO ENTRE TEMPO DE SONO E OUTRAS DOENÇAS

Uma meta-análise que avaliou a associação entre tempo de sono e saúde reuniu 108 estudos e 5.172.710 participantes, revelou resultados semelhantes aos estudos que investigaram a relação entre sono e obesidade.[42] Indivíduos com menor duração do sono apresentaram maior risco para diabetes *mellitus* tipo 2 (RC = 1,37; IC 95% = 1,22-1,53), hipertensão arterial (RC = 1,17; IC 95% = 1,09-1,26), doenças cardiovasculares (RC = 1,16; IC 95% = 1,10-1,23) e doenças coronarianas (RC = 1,26; IC 95% = 1,15-1,38).[42] O estudo também indicou uma associação linear negativa entre a duração do sono e as taxas de mortalidade entre aqueles com duração do sono menor que seis horas (β = -0,056; p = 0,008; r^2 ajustado = 0,84).

SONO E EMAGRECIMENTO

Motivados pela relação vastamente descrita entre padrão de sono e desenvolvimento de excesso de peso, pesquisadores têm investigado um possível efeito benéfico da melhora de parâmetros, como a duração ou a qualidade do sono sobre o processo de emagrecimento. Apesar de poucos estudos terem investigado a relação entre padrão do sono e perda de peso, as evidências até então disponíveis sinalizam que uma menor duração do sono pode prejudicar o processo de emagrecimento[43,44] ou a manutenção do peso em longo prazo,[31] diminuindo, em especial, a perda de massa de gordura corporal.[45,46] Esses achados foram acompanhados pela diminuição do apetite geral, por alimentos mais calóricos[47,48] e incremento do vigor físico.[48] Contudo, em alguns estudos, não foi encontrado efeito significativo do tempo de sono sobre a perda de peso e/ou demais parâmetros antropométricos.[45,47] A **Tabela 12.1** apresenta uma seleção de estudos que investigaram a associação entre padrão de sono e desfechos nutricionais.

Tabela 12.1. Estudos envolvendo o manejo do tempo de sono e desfechos nutricionais

Autor, ano	População (n)	Intervenção	Principais resultados
Al Khatib e cols., 2018[47]	43 adultos (80% mulheres, 20% homens; IMC < 30 kg/m²) identificados inicialmente como curto-dormidores (5-7 h)	Os participantes foram randomizados em 2 grupos: controle – com manutenção do tempo de sono; e intervenção – orientação para estender o tempo de sono para 8 h/noite durante 4 semanas	Os indivíduos que aumentaram o tempo de sono reduziram significativamente o seu consumo de açúcares livres (-9,6 g; IC 95% = 16,0 a -3,1 g) em comparação com a ingestão do grupo-controle (0,7 g; IC 95% = -5,7 a 7,2 g) (p = 0,042). Parâmetros antropométricos, metabólicos, nível de atividade física e gasto energético não apresentaram diferenças significativas
Wang e cols., 2018[45]	36 adultos com excesso de peso (IMC > 25 kg/m²)	Os indivíduos foram randomizados para intervenção somente com dieta hipocalórica (DH) (n = 15; tempo de sono entre 428 e 451 min por dia) ou combinando DH com restrição de sono (DH + RS) (n = 21; tempo de sono: 371-390 min por dia); durante 8 semanas	Apesar da perda total de peso (kg), não ocorreu diferença significativa entre os grupos (DH = -3,7 ± 3,3 kg; DH + RS = -3,1 ± 2,5 kg; p = 0,54). A proporção de massa de gordura perdida foi significativamente maior no grupo DH (80,7 ± 40,3%) quando comparada ao grupo DH + RC (16,9 ± 104,5%) (p = 0,016)
Tasali e cols., 2014[48]	10 adultos (5 homens e 5 mulheres) com excesso de peso (IMC > 25 kg/m²)	Extensão do tempo habitual de sono de 6,5 h para 8,5 h por 2 semanas	O sono adicional foi associado à diminuição da sonolência (p = 0,004), incremento do vigor físico (p = 0,034), diminuição de 14% no apetite geral (p = 0,030) e redução de 62% no desejo por alimentos doces e salgados (p = 0,017). O desejo por frutas, vegetais e nutrientes ricos em proteínas não foi afetado pela extensão do sono
Thomson e cols., 2012[44]	245 mulheres pré e pós-menopausa com sobrepeso ou obesidade	Os participantes foram categorizados em 2 grupos de acordo com a duração de sono: < 7 h ou > 7 h por noite. Ambos os grupos receberam orientações para seguir uma dieta hipocalórica e incremento do nível de atividade física e foram acompanhados durante 6 meses	Mulheres que relataram dormir ≤ 7 h/noite tiveram uma probabilidade significativamente menor de alcançar uma perda de peso bem-sucedida (diminuição > 10% do peso corporal inicial) do que as mulheres que relataram dormir > 7 h/noite (risco relativo = 0,70; IC 95% = 0,54-0,91)

Continua

Tabela 12.1. Estudos envolvendo o manejo do tempo de sono e desfechos nutricionais (*cont.*)

Autor, ano	População (n)	Intervenção	Principais resultados
Chaput e cols., 2012[31]	43 adultos (50% homens e 50% mulheres) obesos (IMC > 32 kg/m²) com duração do sono em torno de 6 h por noite	Ao longo de 6 anos, 23 indivíduos foram orientados a aumentar a duração do sono em torno de 7 a 8 horas por dia (incremento médio de 1,52 ± 0,66 h por dia); e 20 mantiveram seus hábitos de curta duração do sono (variação média: 0,11 ± 0,38 h por dia)	Após ajustes para variáveis de confusão, os participantes com curta duração do sono apresentaram incremento superior do IMC (diferença: 1,1 ± 0,36 kg/m²; $p < 0,05$) e massa gorda (diferença: 2,4 ± 0,64 kg; $p < 0,05$) quando comparados àqueles que estenderam o tempo de sono
Logue e cols., 2012[43]	23 adultos com sobrepeso ou obesidade	Os participantes foram randomizados em 2 grupos: intervenção cognitivo-comportamental (ICC) (dieta hipocalórica, aumento do nível de atividade física e acompanhamento psicológico) ($n = 12$); e ICC + aconselhamento para melhoria do padrão do sono (ICCS) ($n = 11$). Intervenções tiveram duração de 12 semanas	O grupo ICCS apresentou uma perda de peso da ordem de 5% em relação ao peso inicial, resultado 2 vezes superior e mais acelerado que o grupo ICC, o qual apresentou uma redução de somente 2% em relação ao peso inicial
Nedeltcheva e cols., 2010[46]	10 adultos (7 homens e 3 mulheres) com excesso de peso (IMC > 25 kg/m²)	Os participantes foram randomizados em dois períodos de 14 dias em laboratório, com tempo programado de sono (8,5 h por noite) ou restrito (5,5 h por noite), com pelo menos 3 meses de intervalo em cada rotina. Durante o período de intervenção, os participantes também seguiram uma dieta hipocalórica	No período de restrição de sono, a redução do peso perdido em gordura foi 55% inferior à do período de maior tempo de sono (1,4 *vs.* 0,6 kg com 8,5 *vs.* 5,5 h, respectivamente; $p = 0,043$). Além disso, houve perda 60% maior de massa corporal livre de gordura no grupo com restrição de sono em relação ao grupo de maior tempo de sono (1,5 *vs.* 2,4 kg, respectivamente; $p = 0,002$)

MECANISMOS PROPOSTOS PARA A AÇÃO DO SONO NO EMAGRECIMENTO

Vários mecanismos têm sido apresentados para explicar a relação entre ganho de peso, emagrecimento e padrão de sono. Dentre eles destacam-se os seguintes: 1) o tempo adicional acordado oferece mais oportunidades para comer; 2) a modulação de hormônios que sinalizam o aumento de apetite e saciedade reduzida após a privação de sono; 3) a alteração dos mecanismos de termorregulação; e 4) o aumento da fadiga, implicando menor nível de atividade física.[21,22,49,50]

PRIVAÇÃO DE SONO, CONSUMO ALIMENTAR E PERCEPÇÕES ALIMENTARES SUBJETIVAS

Estudos atuais têm revelado que a redução do tempo de sono pode modificar os hábitos alimentares tanto do ponto de vista qualitativo[32,51,52] quanto quantitativo,[51,53] mediando assim a relação entre sono e obesidade. Em ambiente laboratorial, Brondel e cols.[54] observaram, em estudo realizado com 12 indivíduos, que a privação de sono (4 horas de sono e 20 horas de vigília) aumentou em 22% o consumo de calorias e também o apetite pré-prandial no café da manhã ($p < 0,001$) e no jantar ($p < 0,05$). O consumo de lipídios durante o jantar também foi maior no dia após uma rotina de privação do sono que no dia posterior a 8 horas de sono ($p < 0,001$).

Em condições semelhantes, Nedeltcheva e cols.[55] identificaram que, embora o consumo das refeições tivesse sido similar nas condições com maior e menor tempo de sono ($p = 0,51$), a redução do tempo de dormir levou ao aumento do número de calorias provenientes dos lanches, quando comparadas às calorias ingeridas após um período de sono maior (1.087 ± 541 *vs.* 866 ± 365 kcal/dia; $p = 0,02$), e também com maior teor de carboidratos (65% *vs.* 61%; $p = 0,04$), particularmente durante o período entre as 19 horas e 7 horas.

Finalmente, uma recente revisão de 41 estudos clínicos randomizados simulando condições de privação do sono identificou um consumo em torno de 252,8 calorias a mais durante o dia ($p = 0,01$), comparando-se períodos de restrição de sono *versus* rotinas adequadas de tempo de sono.[51] Esses achados são consistentes com eventos fisiológicos que ocorrem no sistema nervoso central em condições de privação do sono. Segundo um interessante estudo que investigou a atividade cerebral dos voluntários, a diminuição do tempo de sono modula a atividade nas regiões do córtex frontal humano e córtex insular, além de estimular regiões subcorticais na amígdala, as quais são responsáveis pelo controle da ingestão alimentar.[56]

Estudos observacionais também demonstraram um efeito do padrão do sono sobre as escolhas alimentares.[32,52] Um estudo com 27.983 mulheres identificou um predomínio do consumo de lanches em relação às refeições entre as participantes com período de sono reduzido ($p < 0,01$). Esse comportamento também foi associado à maior ingestão de alimentos ricos em gordura e doces ($p < 0,01$) e menor ingestão de frutas e vegetais ($p < 0,01$).[32] Resultados semelhantes também foram encontrados entre adolescentes ($n = 3.311$), em um estudo no qual a proporção de indivíduos que ingeriam quantidades adequadas de frutas, legumes e peixes foi menor entre aqueles que dormiam menos, quando comparados aos adolescentes que dormiam em média oito horas por dia (frutas: 19,9% *vs.* 25,8%; legumes: 25,7% *vs.* 32%; peixes: 54,3% *vs.* 61,8%, respectivamente; $p < 0,05$).[57] Buxton e cols.[58] relataram escolhas alimentares mais saudáveis entre os trabalhadores que reportaram sono adequado, com uma maior ingestão de frutas e verduras e um menor consumo de bebidas açucaradas e lanches doces ($p < 0,05$).

Em resumo, as evidências de estudos observacionais são consistentes com as de estudos experimentais, sugerindo que a diminuição do tempo de sono promove aumentos na ingestão calórica diária e preferência por alimentos mais densamente calóricos.[51,52] Assim, apesar de alguns estudos também observarem um pequeno aumento no dispêndio energético durante rotinas de privação do sono como resultado das horas prolongadas de vigília,[59-61] esse efeito parece ser acompanhado pelo aumento considerável na ingestão alimentar,[52] favorecendo o ganho de peso e dificultando o processo de emagrecimento.

PRIVAÇÃO DE SONO E ALTERAÇÃO DOS HORÁRIOS DAS REFEIÇÕES

A extensão do período de vigília decorrente do encurtamento do tempo de sono parece favorecer a ingestão de alimentos em horários mais tardios do dia, isto é, após as 22 h e antes das 5 h.[62,63] Evidências emergentes sugerem que tal comportamento interfere na ingestão total de calorias e macronutrientes,[64-66] no IMC e composição corporal,[64,67] além de influenciar parâmetros metabólicos[68] e de saúde.[69,70]

Em relação à composição corporal, Baron e cols.[63] observaram que as calorias consumidas após 20 h podem predizer um maior IMC ($\beta = 0.44$; r^2 ajustado $= 0,09$; $p = 0,03$), independentemente da idade, tempo e duração do sono. Corroborando esses achados, McHill e cols.[71] identificaram que indivíduos que consomem proporcionalmente mais calorias próximo ao início da secreção de melatonina – hormônio marcador para o início da "noite biológica" e que denota o início dos processos fisiológicos que devem ocorrer à noite –, apresentam maiores percentuais de gordura corporal. Em concordância com esses resultados, Garaulet e cols.,[70] em uma intervenção com indivíduos com sobrepeso ou obesidade ($n = 510$), identificaram uma menor perda de peso entre os indivíduos que realizavam o almoço em horários mais tardios. Achados semelhantes foram identificados em um estudo com pacientes submetidos à cirurgia bariátrica ($n = 270$), que relatou uma menor taxa de sucesso de perda de peso entre aqueles que realizavam as refeições em horários mais tardios.[72]

Embora os mecanismos que esclarecem as associações entre o horário de consumo alimentar e o perfil antropométrico não estejam totalmente elucidados, é sugerido que os horários das refeições influenciam o controle do apetite e da saciedade.[65,66,73] Além disso, concentrar o consumo calórico em refeições no período noturno pode influenciar o metabolismo dos nutrientes, provocando maiores valores de glicemia pós-prandial e maiores níveis de insulina noturna em comparação com uma refeição equivalente na parte da manhã.[74,75] Tomadas em conjunto, essas evidências destacam a importância de estratégias para o controle do peso corporal, considerando não somente "o que" se come e "quanto" se come, mas também "quando" se come,[73] principalmente porque essas decisões podem ser moduladas pelo padrão do sono.

SONO E CONTROLE HORMONAL DA INGESTÃO ALIMENTAR

Um número crescente de estudos experimentais examinou o impacto da restrição do sono sobre a secreção de vários hormônios relacionados ao controle do apetite e da saciedade.[51,52] Spiegel e cols.[76] iniciaram pesquisas sobre essa temática, e demonstraram que os níveis de grelina foram aumentados em 28% e de leptina reduzidos em 18% em homens jovens após um período de restrição do sono (4 h em relação a 10 h). Os resultados foram acompanhados pelo aumento da fome em 24% e do apetite em 23%. Outro estudo realizado em ambiente laboratorial também revelou um aumento nas concentrações plasmáticas de grelina ($p < 0,02$), acompanhado do aumento dos níveis de apetite (avaliado por meio de uma Escala Visual Analógica), na manhã seguinte a uma rotina de privação do sono ($p < 0,0003$). No entanto, a concentração de leptina, o apetite e o consumo alimentar, avaliados após

10 horas de cada uma das rotinas, não apresentaram diferenças significativas ($p > 0,38$).[77] Fora de ambientes laboratoriais controlados, um estudo observacional identificou que indivíduos de ambos os sexos com pior qualidade de sono e apenas as mulheres com maiores níveis de sonolência diurna apresentaram menores níveis de grelina acilada[53] em comparação aos grupos com melhor padrão de sono. Contudo, uma revisão de estudos simulando situações de privação do sono não encontrou fortes evidências para apoiar o impacto significativo da restrição do sono nos níveis médios de leptina ou grelina.[51]

Outros fatores de sinalização – como o peptídeo semelhante a glucagon (GLP-1), envolvido na secreção da insulina e no retardo do esvaziamento gástrico, e o peptídeo YY (PYY), também responsável pela diminuição da motilidade intestinal e aumento da saciedade – também foram estudados em relação ao padrão de sono. Estudos com rotinas de privação do sono revelaram que o pico de resposta pós-prandial do GLP-1 às refeições,[78] e em especial à ingestão do café da manhã, foi atrasado em aproximadamente 90 minutos após o encurtamento do tempo do sono em comparação com o sono regular.[79] McHill e cols.,[67] em um protocolo simulado de trabalho noturno com privação do sono e ingestão de alimentos, também demonstraram reduções significativas nos níveis médios de PYY de 24 horas quando comparadas aos níveis de rotinas regular de sono.

SONO E GASTO ENERGÉTICO

Em condições normais, o gasto energético diário total (GET) diminui durante o período de sono quando comparado ao estado de vigília e o grau de variação energética é influenciado pelos diferentes estágios do sono.[80] Algumas evidências apontam que o padrão de sono pode modular o GET, com efeitos sobre o gasto energético basal (GEB), o gasto energético pós-prandial (GEPP) e a oxidação de substratos.[81] Contudo, as pesquisas sobre esse tema ainda são escassas e os resultados apresentados também divergem, com estudos identificando aumento,[82] diminuição[46,77] ou, ainda, nenhum efeito sobre essas taxas.[55,83] Apesar disso, os resultados encontrados convergem para a constatação de que a diminuição do tempo do sono provoca uma redução no GEB e GEPP[46,77] e o aumento da oxidação dos carboidratos, acompanhado da diminuição da utilização das gorduras como fonte energética.[46,83] Um estudo em ambiente laboratorial simulando condições de privação do sono relatou uma redução na ordem de 5% de GEB e 2% de GEPP.[77] Tais achados são atribuídos à diminuição da sensibilidade do organismo aos sinais catabólicos provocada pela privação aguda de sono.[77]

Paradoxalmente, os dados revelam que apesar de o estado de vigília presumidamente requerer uma maior necessidade energética, ocorre uma diminuição do GEB em períodos subsequentes ao déficit de sono. Esse fato parece ser uma tentativa do organismo de manter a homeostase energética, ou seja, uma maneira de compensar o dispêndio energético na manutenção da vigília e "recuperar" energia.[46,77] Esses mecanismos podem alterar o balanço energético, induzir o ganho de peso ou dificultar o processo de emagrecimento, principalmente se ocorrerem de forma crônica e acompanhados pela manutenção ou aumento da ingestão alimentar.

A modificação da oxidação de substratos (aumento da utilização dos carboidratos e diminuição das gorduras), necessária para atender a demanda dos tecidos glicose-dependentes, afeta o metabolismo glicídico e pode predispor a resistência à insulina.[84-86] Os mecanismos dessa interação não estão completamente elucidados, mas a disfunção do ritmo circadiano da glicose e dos eixos somatotrófico e corticotrófico – atribuídos à alteração do ciclo sono-vigília – estão diretamente relacionados à diminuição da sensibilidade à insulina e, em médio prazo, ao desenvolvimento de DM2,[42,86] o que explica o maior risco dessa doença entre indivíduos cronicamente expostos à privação do sono.[42]

SONO E METABOLISMO MUSCULAR

Estudos recentes têm apontado que o sono é capaz de agir como um modulador do metabolismo muscular, o que supostamente exerceria impacto sobre os mecanismos voltados à recuperação muscular de indivíduos.[87] Esses achados poderiam ter impacto sobre as modificações do gasto energético de repouso decorrente do exercício físico, inclusive em indivíduos em processo de emagrecimento, mas faltam estudos acerca dessa temática. Até o momento, as evidências já encontraram que a perda de sono induz alterações que levam à atrofia muscular,[88-90] o que foi demonstrado em estudo de Mônico-Neto e cols.[91] que avaliou a influência da privação do sono e da recuperação do sono no processo de regeneração muscular. Os achados desse estudo mostraram que a privação de sono prejudicou a regeneração muscular, além de reduzir o IGF-1 muscular. Já se sabe que os níveis de testosterona também diminuem após a privação de sono,[90,92,93] devido a altos níveis de corticosterona, uma vez que os dois hormônios competem pelo mesmo receptor. Além disso, a corticosterona induz apoptose nas células de Leydig, produtoras de testosterona.[94] Quando os animais são submetidos à recuperação do sono, o IGF-1, a testosterona e corticosterona retornam aos níveis basais.[95,96]

Embora os estudos sobre esse tema sejam preliminares, uma relevância clínica acerca desses achados pode ser apontada em pacientes hospitalizados, trabalhadores por turnos, atletas, indivíduos em fase de recuperação muscular após lesão[88,91,97,98] e, quem sabe, para indivíduos em processo de emagrecimento que se exercitam regularmente. No entanto, mais estudos são necessários para que seja avaliado o impacto desses achados sobre o ganho e a perda de peso corporal dos seres humanos.

CONCLUSÃO

Com base nas evidências apresentadas, parece plausível que os profissionais de saúde considerem os aspectos relacionados ao padrão de sono na lista multifatorial e interativa de fatores que contribuem para a obesidade. Há um embasamento consistente provindo de estudos experimentais e dados observacionais e longitudinais que ligam a diminuição do tempo de sono ao aumento de peso e desenvolvimento da obesidade, bem como comportamentos implicados no ganho de peso (por exemplo, o aumento do consumo de alimentos densamente calóricos e a ingestão alimentar no período noturno). Apesar dos resultados promissores em relação à relevância de um padrão de sono adequado sobre o processo de emagrecimento, em especial para a manutenção da massa magra, novos estudos são necessários para se confirmar a necessidade de incorporar a duração de sono como medida capaz de aumentar as chances de sucesso em iniciativas dessa natureza. No entanto, deve-se ressaltar que o débito de sono, em médio e longo prazo, pode alterar diretamente os aspectos metabólicos, imunológicos, ganho de força e capacidade de atenção e concentração. Desse modo, manter um padrão de sono, com um tempo adequado e individualizado, é algo de extrema importância para a manutenção da saúde e irá, certamente, para a manutenção da saúde e poderá diminuir as chances de ganho excessivo de massa gorda e redução da massa magra.

COMENTÁRIOS DO AUTOR
Acessando o conteúdo deste QR code você ouvirá orientações do autor sobre este capítulo.

Referências bibliográficas

1. Buela G. Avaliação dos distúrbios de iniciar e manter o sono. In: Reimão R. Sono: aspectos atuais. Rio de Janeiro: Atheneu; 1990. p. 33.

2. Krueger JM, Frank MG, Wisor JP, Roy S. Sleep function: Toward elucidating an enigma. Sleep Med Rev. 2016 ago; 28:46-54. doi: 10.1016/j.smrv.2015.08.005. Epub 2015 ago 28.

3. Geib LTC, Cataldo Neto A, Wainberg R, Nunes ML. Sono e envelhecimento. R Psiquiatr. 2003; 25(3):453-65.

4. Jones BE. Paradoxical REM sleep promoting and permitting neuronal networks. Arch Ital Biol. 2004; 142:379-96.

5. Boissard R, Gervasoni D, Schmidt MH, Barbagli B, Fort P, Luppi PH. The rat ponto-medullary network responsible for paradoxical sleep onset and maintenance: a combined microinjection and functional neuroanatomical study. Eur J Neurosci. 2002; 16:1959-73.

6. Xi MC, Morales FR, Chase MH. The motor inhibitory system operating during active sleep is tonically suppressed by GABAergic mechanisms during other states. J Neurophysiol. 2001; 86:1908-15.

7. Chamorro RA, Durán SA, Reyes SC, Ponce R, Algarín CR, Peirano PD. Sleep deprivation as a risk factor for obesity. Rev Med Chil. 2011; 139(7):932-40. Epub 2011 set 16.

8. Rodrígues-Barrionuevo AC, Rodrígues-Vives MA, Bauzano-Poley E. Revisión de los trastornos del sueño em la infancia. Rev Neurol Clin. 2000; (1):150-71.

9. Brown RE, Basheer R, McKenna JT, Strecker RE, McCarley RW. Control of sleep and wakefulness. Physiol Rev. 2012; 92(3):1087-187.

10. Hirshkowitz M, Whiton K, Albert SM, Alessi C, et al. National Sleep Foundation's sleep time duration recommendations: methodology and results summary. Sleep Health. 2015 mar; 1(1):40-3. doi: 10.1016/j.sleh.2014.12.010. Epub 2015 jan 8.

11. Liu Y, Wheaton AG, Chapman DP, Cunningham TJ, Lu H, Croft JB. Prevalence of healthy sleep duration among adults–United States, 2014. MMWR Morb Mortal Wkly Rep. 2016; 65(6): 137-41. doi: 10.15585/mmwr.mm6506a1.

12. Ford ES, Cunningham TJ, Croft JB. Trends in self-reported sleep duration among US adults from 1985 to 2012. Sleep. 2015 mai; 38(5):829-32.

13. Krzysztoszek J, Laudańska-Krzemińska I, Bronikowski M. Assessment of epidemiological obesity among adults in EU countries. Ann Agric Environ Med. 2019 jun; 26(2):341-9. doi: 10.26444/aaem/97226. Epub 2018 nov 26.

14. Tempaku P, Hirotsu C, Mazzotti D, et al. Long sleep duration, insomnia, and insomnia with short objective sleep duration are independently associated with short telomere length. J Clin Sleep Med. 2018; 14(12):2037-45. Published 2018 Dec 15. doi:10.5664/jcsm.7532.

15. Pires MLN, Benedito-Silva AA, Mello MT, Del Giglio S, Pompeia C, Tufik S. Sleep habits and complaints of adults in the city of São Paulo, Brazil, in 1987 and 1995. Braz J Med Biol Res. 2007; 40:1505-15.

16. Fagherazzi G, El Fatouhi D, Bellicha A, El Gareh A, Affret A, Dow C, et al. An International Study on the Determinants of Poor Sleep Amongst 15,000 Users of Connected Devices. J Med Internet Res. 2017 out; 19(10):e363. doi: 10.2196/jmir.7930.

17. Smith KB, Smith MS. Obesity Statistics. Prim Care. 2016 mar; 43(1):121-35, ix. doi: 10.1016/j.pop.2015.10.001. Epub 2016 jan 12.

18. Wu Y, Zhai L, Zhang D. Sleep duration and obesity among adults: a meta-analysis of prospective studies. Sleep Med. 2014 dez; 15(12):1456-62. doi: 10.1016/j.sleep.2014.07.018. Epub 2014 set 28.

19. Norton MC, Eleuteri S, Cerolini S, Ballesio A, Conte SC, Falaschi, Fabio L. Is poor sleep associated with obesity in older adults? A narrative review of the literature. Eat Weight Disord. 2018 Feb; 23(1):23-38. doi: 10.1007/s40519-017-0453-2.

20. Crispim CA, Zalcman I, Dáttilo M, Padilha HG, Edwards B, Waterhouse J, et al. The influence of sleep and sleep loss upon food intake and metabolism. Nutr Res Rev. 2007 dez; 20(2): 195-212.

21. Crispim CA, Zalcman I, Dáttilo M, Padilha HG, Tufik S, Mello MT. Relation between sleep and obesity: a literature review. Arq Bras Endocrinol Metabol. 2007 out; 51(7):1041-9. Review.

22. Vioque J, Torres A, Quiles J. Time spent watching television, sleep duration and obesity in adults living in Valencia, Spain. Int J Obes Relat Metab Disord. 2000; 24:1683-8.

23. Cournot M, Ruidavets JB, Marquie JC, Esquirol Y, Baracat B, Ferrieres J. Environmental factors associated with body mass index in a population of Southern France. Eur J Cardiovasc Prev Rehabil. 2004; 11:291-7.

24. Shigeta H, Shigeta M, Nakazawa A, Nakamura N, Yoshikawa T. Lifestyle, obesity, and insulin resistance. Diabetes Care. 2001; 24(3):608-9.

25. Vorona RD, Winn MP, Babineau TW, Eng BP, Feldman HR, Ware JC. Overweight and obese patients in a primary care population report less sleep than patients with a normal body mass index. Arch Intern Med. 2005; 165:25-30.

26. Li L, Zhang S, Huang Y, Chen K. Sleep duration and obesity in children: A systematic review and meta-analysis of prospective cohort studies. J Paediatr Child Health. 2017 abr; 53(4):378-85. doi: 10.1111/jpc.13434. Epub 2017 jan 10.

27. Ruan H, Xun P, Cai W, He K, Tang Q. Habitual sleep duration and risk of childhood obesity: systematic review and dose-response meta-analysis of prospective cohort studies. Sci Rep. 2015 nov; 5:16160. doi: 10.1038/srep16160.

28. Fatima Y, Doi SA, Mamun AA. Longitudinal impact of sleep on overweight and obesity in children and adolescents: a systematic review and bias-adjusted meta-analysis. Obes Rev. 2015 fev; 16(2):137-49. doi: 10.1111/obr.12245. Epub 2015 jan 14.

29. Kripke DF, Garfinkel L, Wingard DL, Klauber MR, Marler MR. Mortality associated with sleep duration and insomnia. Arch Gen Psychiatry. 2002; 59:131-6.

30. Sperry SD, Scully ID, Gramzow RH, Jorgensen RS. Sleep duration and waist circumference in adults: a meta-analysis. Sleep. 2015 ago; 38(8):1269-76. doi: 10.5665/sleep.4906.

31. Chaput JP, Després JP, Bouchard C, Tremblay A. Longer sleep duration associates with lower adiposity gain in adult short sleepers. Int J Obes (Lond). 2012 mai; 36(5):752-6. doi: 10.1038/ ijo.2011.110. Epub 2011 jun 7.

32. Kim S, Deroo LA, Sandles DP. Eating patterns and nutritional characteristics associated with sleep duration. Public Health Nutr. 2010; 14(5):889-95. Epub 2010 out 29.

33. Magee CA, Reddy P, Robinson L, McGregor A. Sleep quality subtypes and obesity. Health Psychol. 2016 dez; 35(12):1289-97. doi: 10.1037/hea0000370. Epub 2016 mai 12.

34. Fatima Y, Doi SA, Mamun AA. Sleep quality and obesity in young subjects: a meta-analysis. Obes Rev. 2016 nov; 17(11):1154-66. doi: 10.1111/obr.12444. Epub 2016 jul 15.

35. Cabeza de Baca T, Chayama KL, Redline S, Slopen N, Matsushita F, Prather AA, et al. Sleep debt: the impact of weekday sleep deprivation on cardiovascular health in older women. Sleep. 2019; 42(10):zsz149. doi: 10.1093/sleep/zsz149.

36. Mota MC, Silva CM, Balieiro LCT, Fahmy WM, Crispim CA. Social jetlag and metabolic control in non-communicable chronic diseases: a study addressing different obesity statuses. Sci Rep. 2017; 7(1):6358. Published 2017 Jul 25. doi:10.1038/s41598-017-06723-w.

37. Roenneberg T, Allebrandt KV, Merrow M, Vetter C. Social jetlag and obesity. Curr Biol. 2012; 22(10):939-43. doi:10.1016/j.cub.2012.03.038.

38. Wong PM, Hasler BP, Kamarck TW, Muldoon MF, Manuck SB. Social jetlag, chronotype, and cardiometabolic risk. J Clin Endocrinol Metab. 2015 dez; 100(12):4612-20. doi: 10.1210/ jc.2015-2923. Epub 2015 nov 18.

39. Parsons MJ, Moffitt TE, Gregory AM, Goldman-Mellor S, Nolan PM, Poulton R, et al. Social jetlag, obesity and metabolic disorder: investigation in a cohort study. Int J Obes (Lond). 2015 mai; 39(5):842-8. doi: 10.1038/ijo.2014.201. Epub 2014 dez 22.

40. Roenneberg T, Pilz LK, Zerbini G, Winnebeck EC. Chronotype and social jetlag: a (self-) critical review. Biology (Basel). 2019 jul; 8(3):54. doi: 10.3390/biology8030054.

41. Åkerstedt T, Ghilotti F, Grotta A, Zhao H, Adami HO, Trolle-Lagerros Y, et al. Sleep duration and mortality – Does weekend sleep matter? J Sleep Res. 2019 fev; 28(1):e12712. doi: 10.1111/jsr.12712. Epub 2018 mai 22.

42. Itani O, Jike M, Watanabe N, Kaneita Y. Short sleep duration and health outcomes: a systematic review, meta-analysis, and meta-regression. Sleep Med. 2017 abr; 32:246-56. doi: 10.1016/j.sleep.2016.08.006. Epub 2016 ago 26. Review.

43. Logue EE, Bourguet CC, Palmieri PA, Scott ED, Matthews BA, Dudley P, et al. The better weight-better sleep study: A pilot intervention in primary care. Am J Health Behav. 2012; 36:319-34.

44. Thomson CA, Morrow KL, Flatt SW, Wertheim BC, Perfect MM, Ravia JJ, et al. Relationship between sleep quality and quantity and weight loss in women participating in a weight-loss intervention trial. Obesity (Silver Spring). 2012 jul; 20(7):1419-25. doi: 10.1038/oby.2012.62. Epub 2012 mar 8.

45. Wang X, Sparks JR, Bowyer KP, Youngstedt SD. Influence of sleep restriction on weight loss outcomes associated with caloric restriction. Sleep. 2018; 41(5):10.1093/sleep/zsy027. doi: 10.1093/sleep/zsy027.

46. Nedeltcheva AV, Kilkus JM, Imperial J, Schoeller DA, Penev PD. Insufficient sleep undermines dietary efforts to reduce adiposity. Ann Intern Med. 2010 out; 153(7):435-41. doi: 10.7326/0003-4819-153-7-201010050-00006.

47. Al Khatib HK, Hall WL, Creedon A, Ooi E, Masri T, McGowan L, Harding SV, et al. Sleep extension is a feasible lifestyle intervention in free-living adults who are habitually short sleepers: a potential strategy for decreasing intake of free sugars? A randomized controlled pilot study. Am J Clin Nutr. 2018 jan; 107(1):43-53. doi: 10.1093/ajcn/nqx030.

48. Tasali E, Chapotot F, Wroblewski K, Schoeller D. The effects of extended bedtimes on sleep duration and food desire in overweight young adults: a home-based intervention. Appetite. 2014 set; 80:220-4. doi: 10.1016/j.appet.2014.05.021. Epub 2014 mai 21.

49. St-Onge MP. Sleep-obesity relation: underlying mechanisms and consequences for treatment. Obes Rev. 2017 fev; 18 Suppl 1:34-9. doi: 10.1111/obr.12499.

50. Patel SR, Hu FB. Short sleep duration and weight gain: a systematic review. Obesity. 2008; 16: 643-53.

51. Zhu B, Shi C, Park CG, Zhao X, Reutrakul S. Effects of sleep restriction on metabolism-related parameters in healthy adults: A comprehensive review and meta-analysis of randomized controlled trials. Sleep Med Rev. 2019 jun; 45:18-30. doi: 10.1016/j.smrv.2019.02.002. Epub 2019 fev 10.

52. Dashti HS, Scheer FA, Jacques PF, Lamon-Fava S, Ordovás JM. Short sleep duration and dietary intake: epidemiologic evidence, mechanisms, and health implications. Adv Nutr. 2015 nov; 6(6):648-59. doi: 10.3945/an.115.008623. Print 2015 nov.

53. Mota MC, Waterhouse J, De-Souza DA, et al. Sleep pattern is associated with adipokine levels and nutritional markers in resident physicians. Chronobiol Int. 2014; 31(10):1130-38. doi: 10.3109/07420528.2014.957300.

54. Brondel L, Romer MA, Nougues PM, Touyarou P, Davenne D. Acute partial sleep deprivation increases food intake in healthy men. Am J Clin Nutr. 2010; 91(6):1550-9. doi:10.3945/ajcn.2009.28523.

55. Nedeltcheva AV, Kilkus JM, Imperial J, Kasza K, Schoeller DA, Penev PD. Sleep curtailment is accompanied by increased intake of calories from snacks. Am J Clin Nutr. 2009; 89(1):126-33.

56. Greer SM, Goldstein AN, Walker MP. The impact of sleep deprivation on food desire in the human brain. Nat Commun. 2013; 4:2259. doi: 10.1038/ncomms3259.

57. Garaulet M, Ortega FB, Ruiz JR, Rey-López JP, Béghin L, Manios Y, et al. Short sleep duration is associated with increased obesity markers in European adolescents: effect of physical activity and dietary habits. The HELENA study. Int J Obes (Lond). 2011; 35(10):1308-17. 2011 jul 26.

58. Buxton OM, Quintiliani LM, Yang MH, et al. Association of sleep adequacy with more healthful food choices and positive workplace experiences among motor freight workers. Am J Public Health. 2009; 99(Suppl 3):S636-S643. doi: 10.2105/AJPH.2008.158501.

59. Nedeltcheva AV, Imperial JG, Penev PD. Effects of sleep restriction on glucose control and insulin secretion during diet-induced weight loss. Obesity (Silver Spring). 2012; 20(7):1379-86. doi: 10.1038/oby.2012.97

60. Markwald RR, Melanson EL, Smith MR, et al. Impact of insufficient sleep on total daily energy expenditure, food intake, and weight gain. Proc Natl Acad Sci USA. 2013; 110(14):5695-700. doi: 10.1073/pnas.1216951110.

61. Patterson RE, Emond JA, Natarajan L, et al. Short sleep duration is associated with higher energy intake and expenditure among African-American and non-Hispanic white adults. J Nutr. 2014; 144(4):461-6. doi:10.3945/jn.113.186890.

62. Kant AK, Graubard BI. Association of self-reported sleep duration with eating behaviors of American adults: NHANES 2005–2010. Am J Clin Nutr. 2014; 100:938-47.

63. Baron KG, Reid KJ, Kern AS, Zee PC. Role of sleep timing in caloric intake and BMI. Obesity (Silver Spring). 2011; 19:1374-81.

64. Teixeira GP, Barreto ACF, Mota MC, Crispim CA. Caloric midpoint is associated with total calorie and macronutrient intake and body mass index in undergraduate students. Chronobiol Int. 2019; 36(10):1418-28. doi: 10.1080/07420528.2019.1652830.

65. De Castro JM. The time of day of food intake influences overall intake in humans. J Nutr. 2004; 134:104-11.

66. De Castro JM. When, how much and what foods are eaten are related to total daily food intake. Br J Nutr. 2009; 102:1228-37.

67. McHill AW, Melanson EL, Higgins J, Connick E, Moehlman TM, Stothard ER, et al. Impact of circadian misalignment on energy metabolism during simulated nightshift work. Proc Natl Acad Sci USA. 2014 dez; 111(48):17302-7. doi: 10.1073/pnas.1412021111. Epub 2014 nov 17.

68. Takahashi M, Ozaki M, Kang MI, Sasaki H, Fukazawa M, Iwakami T, et al. Effects of meal timing on postprandial glucose metabolism and blood metabolites in healthy adults. Nutrients. 2018 nov; 10(11):1763. doi: 10.3390/nu10111763.

69. Xiao Q, Garaulet M, Scheer FAJL. Meal timing and obesity: interactions with macronutrient intake and chronotype. Int J Obes (Lond). 2019; 43(9):1701-11. doi: 10.1038/s41366-018-0284-x.

70. Garaulet M, Gómez-Abellán P, Alburquerque-Béjar JJ, Lee YC, Ordovás JM, Scheer FA. Timing of food intake predicts weight loss effectiveness. Int J Obes (Lond). 2013 abr; 37(4):604-11. doi: 10.1038/ijo.2012.229. Epub 2013 jan 29.

71. McHill AW, Phillips AJ, Czeisler CA, Keating L, Yee K, Barger LK, Garaulet M, Scheer FA, Klerman EB. Later circadian timing of food intake is associated with increased body fat. Am J Clin Nutr. 2017; 106(5):1213-9.

72. Ruiz-Lozano T, Vidal J, de Hollanda A, Scheer FAJL, Garaulet M, Izquierdo-Pulido M. Timing of food intake is associated with weight loss evolution in severe obese patients after bariatric surgery. Clin Nutr. 2016 dez; 35(6):1308-14. doi: 10.1016/j.clnu.2016.02.007. Epub 2016 fev 16.

73. Crispim C, Mota MC. New perspectives on chrononutrition. Biol Rhythm Res. 2018; 50:63-77.

74. Leung GKW, et al. Effect of meal timing on postprandial glucose responses to a low glycemic index meal: A crossover trial in healthy volunteers. Clin Nutr; 2017.

75. Jakubowicz D, Barnea M, Wainstein J, Froy O. High caloric intake at breakfast vs. dinner differentially influences weight loss of overweight and obese women. Obesity (Silver Spring); 2013.

76. Spiegel K, Tasali E, Penev P, Van Cauter E. Brief communication: sleep curtailment in healthy young men is associated with decreased leptin levels, elevated ghrelin levels, and increased hunger and appetite. Ann Intern Med. 2004a; 141:846-50.

77. Benedict C, Hallschmid M, Lassen A, Mahnke C, Schultes B, Schiöth HB, et al. Acute sleep deprivation reduces energy expenditure in healthy men. Am J Clin Nutr. 2011; 93(6):1229-36. Epub 2011 abr 6.

78. St-Onge MP, O'Keeffe M, Roberts AL, RoyChoudhury A, Laferrere B. Short sleep duration, glucose dysregulation and hormonal regulation of appetite in men and women. Sleep. 2012; 35:1503-10.

79. Benedict C, Barclay JL, Ott V, Oster H, Hallschmid M. Acute sleep deprivation delays the glucagon-like peptide 1 peak response to breakfast in healthy men. Nutr Diabetes. 2013; 3:e78.

80. Boyle PJ, Scott JC, Krentz AJ, Nagy RJ, Comstock E, Hoffman C. Diminished brain glucose metabolism is a significant determinant for falling rates of systemic glucose utilization during sleep in normal humans. J Clin Invest. 1994; 93(2):529-35.

81. Knutson KL. Impact of sleep and sleep loss on glucose homeostasis and appetite regulation. Sleep Med Clin. 2007; 2(2):187-97.

82. Jung CM, Melanson ELL, Frydendall EJ, Perreault L, Eckel RH, Wright K. Energy expenditure during sleep, sleep deprivation and sleep following sleep deprivation in adult humans. J Physiol. 2011; 589(Pt 1):235-44. Epub 2010 nov 8.

83. Hursel R, Rutters F, Gonnissen HK, Martens EA, Westerterp-Plantenga MS. Effects of sleep fragmentation in healthy men on energy expenditure, substrate oxidation, physical activity, and exhaustion measured over 48 h in a respiratory chamber. Am J Clin Nutr. 2011; 94(3):804-8. doi: 10.3945/ajcn.111.017632.

84. Spiegel K, Leproult R, Van Cauter E. Impact of sleep debt on metabolic and endocrine function. Lancet. 1999; 354:1435-9.

85. Spiegel K, Leproult R, L'Hermite-Balériaux M, Copinschi G, Penev PD, Van Cauter E. Leptin levels are dependent on sleep duration: relationships with sympathovagal balance, carbohydrate regulation, cortisol, and thyrotropin. J Clin Endocrinol Metab. 2004b; 89:5762-71.

86. Morselli LL, Guyon A, Spiegel K. Sleep and metabolic function. Pflugers Arch. 2012; 463(1): 139-60. Epub 2011 nov 19.

87. Yang DF, Shen YL, Wu C, Huang YS, Lee PY, Er NX, et al. Sleep deprivation reduces the recovery of muscle injury induced by high-intensity exercise in a mouse model. Life Sci. 2019 set; 235:116835. doi: 10.1016/j.lfs.2019.116835.

88. Dattilo M, Antunes HK, Medeiros A, Neto MM, Souza HS, Tufik S, et al. Sleep and muscle recovery: Endocrinological and molecular basis for a new and promising hypothesis. Med Hypotheses. 2011; 77:220-2.

89. de Sá Souza H, Antunes HK, Dáttilo M, Lee KS, Mônico-Neto M, de Campos Giampa SQ, et al. Leucine supplementation is anti-atrophic during paradoxical sleep deprivation in rats. Amino Acids. 2016; 48:949-57.

90. Mônico-Neto M, Giampa SQ, Lee KS, de Melo CM, Souza H de S, Dáttilo M, et al. Negative energy balance induced by paradoxical sleep deprivation causes multicompartmental changes in adipose tissue and skeletal muscle. Int J Endocrinol. 2015; 2015:908159.

91. Mônico-Neto M, Dáttilo M, Ribeiro DA, Lee KS, de Mello MT, Tufik S, Antunes H. REM sleep deprivation impairs muscle regeneration in rats. Chur, Switzerland: Growth Factors. 2017; 35(1):12-8. https://doi.org/10.1080/08977194.2017.1314277.

92. Adams GR. Invited review: Autocrine/paracrine IGF-I and skeletal muscle adaptation. J Appl Physiol. 2002; 93:1159-67.

93. Kovacheva EL, Hikim AP, Shen R, Sinha I, Sinha-Hikim I. Testosterone supplementation reverses sarcopenia in aging through regulation of myostatin, c-Jun NH2-terminal kinase, Notch, and Akt signaling pathways. Endocrinology. 2010; 151:628-38.

94. Mayer M, Rosen F. Interaction of glucocorticoids and androgens with skeletal muscle. Metab Clin Exp. 1977; 26:937-62.

95. Andersen ML, Martins PJ, D'Almeida V, Bignotto M, Tufik S. Endocrinological and catecholaminergic alterations during sleep deprivation and recovery in male rats. J Sleep Res. 2005; 14(1): 83-90. doi: 10.1111/j.1365-2869.2004.00428.x.

96. Dattilo M, Antunes HK, Medeiros A, Mônico-Neto M, Souza H, Lee KS, Tufik S, de Mello MT. Paradoxical sleep deprivation induces muscle atrophy. Muscle & Nerve. 2012; 45(3):431-3. https://doi.org/10.1002/mus.22322.

97. Kimoff RJ, Hamid Q, Divangahi M, Hussain S, Bao W, Naor N, et al. Increased upper airway cytokines and oxidative stress in severe obstructive sleep apnoea. Eur Respir J. 2011; 38:89-97.

98. Piovezan RD, Abucham J, Dos Santos RV, Mello MT, Tufik S, Poyares D. The impact of sleep on age-related sarcopenia: Possible connections and clinical implications. Ageing Res Rev. 2015; 23:210-20.